Haug

Das neue medizinische Paradigma

Theorie und Praxis eines erweiterten
wissenschaftlichen Konzepts

Von Dr. med. Günther S. Hanzl

Mit einem Vorwort von
Prof. Hans-Peter Dürr, Ph. D.

Mit 37 Abbildungen

Karl F. Haug Verlag · Stuttgart

Bibliografische Information
Der Deutschen Bibliothek

Die Deutsche Bibliothek verzeichnet diese Publikation in der Deutschen Nationalbibliographie; detaillierte bibliografische Daten sind im Internet über http://dnb.ddb.de abrufbar.

Umschlaggestaltung:
Thieme Verlagsgruppe

Umschlagfoto: Die Mandelbrotmenge. © Jürgens, Peitgen, Saupe. Entnommen aus: Peitgen, H.-O./Richter, P.H., The Beauty of Fractals. Images of Complex Dynamical Systems. © 1986 Springer Verlag Berlin – Heidelberg, S. 45 *(mit freundlicher Genehmigung der Autoren)*

© 1. Nachdruck 2003 Karl F. Haug Verlag in MVS Medizinverlage Stuttgart GmbH & Co. KG, Stuttgart

Unsere Homepage:
www.haug-verlag.de

Printed in Germany 2003

Gesamtherstellung:
Progressdruck GmbH,
67346 Speyer

Grundschrift: Times 10/12 Punkt

ISBN 3-8304-0653-3   2 3 4 5 6

Alle Rechte, insbesondere die der Übersetzung in fremde Sprachen, vorbehalten. Kein Teil dieses Buches darf ohne schriftliche Genehmigung des Verlages in irgendeiner Form – durch Fotokopie, Mikrofilm oder irgendein anderes Verfahren – reproduziert oder in eine von Maschinen, insbesondere von Datenverarbeitungsmaschinen – verwendbare Sprache übertragen oder übersetzt werden.
All rights reserved (including those of translation into foreign languages). No part of this book may be reproduced in any form – by photoprint, microfilm, or any other means – nor transmitted or translated into a machine language without written permission from the publishers.

Inhalt

Vorwort des Autors 9
Vorwort des Physikers
Prof. Hans-Peter Dürr, Ph. D., Direktor am
Max-Planck-Institut für Physik München,
Werner Heisenberg Institut, Alternativer Nobelpreis 1987 11

Teil I

1 Zur derzeitigen medizinischen Misere 25
2 Das „klassische" oder morphologische
   Krankheitsmodell 31
3 Von der Morphologie zur Kybernetik 33
3.1 Gesundheit – Krankheit – chronische Krankheit 34
3.2 Funktion des Regelkreises mit negativer Rückkoppelung 36
3.3 Formen des Informationstransfers im Organismus 38
3.4 Die bisher vernachlässigte Form des Informationstransfers
    im Organismus: Elektromagnetische Signale 39
3.5 Feld und Resonanz 41
3.6 Entstehung elektromagnetischer Feldoszillation –
    auch im Organismus 43
3.7 Lineares Denken, Monokausalität –
    ein Vorgriff auf Kapitel 5 52

4 Das kybernetische Krankheitsprinzip 55
4.1 Modell der prämorbiden Kompensationsfähigkeit von
    Regelkreisstörungen im Organismus 61
4.2 Einzelobjekte, Nicht-Systeme, Systeme – Organe,
    Organismus und das Logentum in der Medizin –
    Der systemtheoretische Ansatz 65
4.3 Positive Rückkoppelung – autopoetische Strukturen 69

5   Die Wandlung und Erweiterung des
    Kausalitätsbegriffs 73

6   Quantenmechanische Phänomene 79

7   Das holographische Prinzip 89

8   Chaosforschung – von Attraktoren,
    Fraktalen und dem Apfelmännchen 97
    8.1 Die attraktiven Attraktoren 99
    8.2 Bifurkation und das Feigenbaum-Szenario 112
    8.3 Fraktale 119
    8.4 Fraktale Dimensionen 127
    8.5 Resümee 135

9   Plazebo – ein universelles Prinzip? 139

10 Die Konsequenzen für den fälligen
    Paradigmawechsel in der Medizin 143
    10.1 Diagnose und Kausaltherapie 143

TEIL II

1   Einleitung

Auswirkungen des kybernetischen Krankheitsmodells
und moderner physikalischer Erkenntnisse
auf die praktische Medizin 151

2   Akupunktur 153

3   Homöotherapie – Isotherapie – apparative
    Resonanztherapie 157
    3.1 Homöopathie und Isotherapie 157
    3.2 Bioresonanztherapie 168

4   Die medizinische Systemdiagnostik – EAV 177

Nachwort 191
Fußnoten 193
Abbildungsverzeichnis 199
Literatur 201

Vorwort des Autors

Dieses Buch nimmt nicht für sich in Anspruch, völlig neue Vorstellungen und neue Ideen darzulegen. Es will vielmehr aufzeigen, wie die konsequente Übernahme bereits vorhandener und in den Basiswissenschaften als gültig erkannter Modelle in ein neues medizinisches Paradigma ungeahnte Möglichkeiten eröffnet. Insofern stellt es vielleicht ein Novum dar.

Notwendigerweise wird bei einer solchen Aktualisierung, Sichtung und Neu-Sicht zunächst die Grundlage jeder Heilmethode und Heilungslehre, der Krankheitsbegriff, einer Prüfung unterzogen und eine neue Deutung erfahren. Erst nach einer zeitgemäß gültigen Interpretation des Krankheitsbegriffes selbst kann die eigentliche Aufgabe des Arztes, das Heilen, vielleicht neue Impulse erfahren. Und erst nach einer Angleichung unseres medizinischen Paradigmas an das derzeitige naturwissenschaftliche Erkenntnisniveau werden sich wirklich neue diagnostische und therapeutische Aspekte ergeben, werden wirklich effiziente Innovationen möglich sein.

Da die Übernahme neuer Begriffe und Modelle immer mit dem Verlust alter vertrauter Vorstellungen verbunden ist und weil vertraute Denkmechanismen in Frage gestellt werden müssen, werden die Darlegungen dieses Buches sicher teilweise auf heftige Ablehnung stoßen. Doch erhofft sich der Autor, einige Anregungen zu geben, wie die theoretische Umstrukturierung unserer medizinischen Modelle – ein Paradigmawechsel – auch der praktischen, patientenorientierten Medizin neue Impulse geben kann.

Wolfratshausen, im Frühjahr 1995

Dr. Günther Hanzl

Vorwort des Physikers

Prof. Hans-Peter Dürr, Ph. D.,
Direktor am Max-Planck-Institut
für Physik München, Werner-Heisenberg-Institut,
Alternativer Nobelpreis 1987

In gewisser Weise erscheint es erstaunlich, daß der tiefgreifende Umbruch in unserem Verständnis der Wirklichkeit, der durch die neuen Erkenntnisse der Physik im ersten Drittel unseres Jahrhunderts ausgelöst wurde, auch heute noch, fast hundert Jahre nach den bahnbrechenden Arbeiten von Max Planck und Albert Einstein, in unserer Gesellschaft und ihren Wissenschaften kaum philosophisch und erkenntnistheoretisch absorbiert worden ist. Und dies nicht etwa aufgrund eines Versagens der neuen Vorstellung: Die Quantenmechanik, welche diese neue Entwicklung bezeichnet, hat in den letzten siebzig Jahren seit ihrer Ausdeutung einen beispiellosen Triumphzug durch alle Gebiete der Physik angetreten und sich bis zum heutigen Tage unangefochten bewährt. Sie hat in der Folge ungeahnte technische Entwicklungen angestoßen, die unserem Zeitalter, zum Guten oder Schlechten, unverkennbar ihren Stempel aufgedrückt haben. Denn was wären die modernen Kommunikations- und Informationstechnologien ohne die auf der Quantenmechanik basierende Mikroelektronik und Halbleitertechnik? Wie anders sähe unsere Welt heute ohne die in verschiedener Weise bedrohliche Nukleartechnik aus, die letztlich auf diese neuen Einsichten zurückgeht?

Wie war es möglich, daß alle diese vielfältigen, erstaunlichen und gewaltigen Konsequenzen wissenschaftlich und gesellschaftlich akzeptiert und verdaut wurden, ohne gleichzeitig auch die in hohem Maße überraschenden Vorstellungen mit zu übernehmen, aus denen die neue Physik eigentlich erst verständlich wird?

Dies hat viele Gründe. Allen voran: Der Bruch, den die neue Physik fordert, ist tief. Deutet diese Physik doch darauf hin, daß es **im Grunde keine Realität** gibt. Wirklichkeit offenbart sich letztlich nurmehr als **Potentialität,** als ein „Sowohl-Als-auch", also nur als **Möglichkeit für die uns vertraute Realität,** die sich in objekthaft und der Logik des „Entweder-Oder" unterworfenen Erscheinungsformen ausprägt. Potentialität erscheint als **das Eine,** das sich nicht auftrennen, das sich nicht mehr zerlegen läßt. Auf dem Hintergrund unseres gewöhnlichen klassischen physikalischen Weltbildes klingt dies ungeheuerlich, eigentlich unannehmbar. Der Weg zu den neuen Vorstellungen war dementsprechend äußerst mühsam und schmerzhaft. Die Entdecker der Quantenmechanik, Planck und Einstein, die dafür mit dem Nobelpreis ausgezeichnet wurden, waren nicht bereit, ihn konsequent zu Ende zu gehen. Obgleich sie die Unausweichlichkeit der Schlußfolgerungen anerkannten, hofften sie bis zuletzt auf einen konventionellen Ausweg. Es war den Jüngsten unter den damaligen Physikern: Werner Heisenberg, Paul Dirac, Wolfgang Pauli und anderen, unter ihrem verehrten Kopenhagener Lehrer Niels Bohr vorbehalten, das neue Paradigma in eine konsistente und, in einem gewissen Sinne, überzeugende Gestalt zu bringen. Doch genau betrachtet haben nur wenige die von ihnen entworfene „Kopenhagener Interpretation" der Quantenmechanik zum Anlaß genommen, ihre Wirklichkeitsvorstellung letztlich zu revidieren. Und dies nicht in einem Akt bewußter Verweigerung, sondern mehr im Sinne einer unbewußten Verdrängung des so Unvorstellbaren, „weil nicht sein kann, was nicht sein darf".

Dieser Wunsch war und ist verständlich, insbesondere auf dem Hintergrund unserer westlichen Zivilisation, die so stark auf schöpferische Entfaltung, auf Handeln, Machterwerb und Machterweiterung ausgerichtet ist und zu deren Grundverständnis es deshalb gehört, sich die Wirklichkeit als objekthafte Realität vorzustellen, um sie in dieser materiell vorgestellten Form in den Griff bekommen und zum eigenen Nutzen manipulieren zu können. Durch eine pragmatische, positivistische Einstellung, die vorgibt, auf jegliche **Ideologie** verzichten zu wollen und zu können – wobei unter Ideologie in diesem Zusammenhang gerne alles subsumiert wird, was über das direkt Greifbare und quantitativ Meßbare hinausgeht – wird dazu intellektuell der Weg geebnet, die wesentlichen philosophischen Aussagen der Quantentheorie zu ignorieren, ohne dabei auf ihre praktischen Folgerungen zu verzichten. Zudem war man ja glücklicherweise in der gewohnten Lebenswelt um mehrere Größenordnungen von jenem Mikrokosmos entfernt, wo sich die Quantenmechanik so unwiderstehlich aufdrängte. Auch sorgten die historisch bedingten Begriffe, welche die neue Physik charakterisierten wie etwa „Quantenmechanik", „Unschärferelationen" u. ä. dafür, die wesentlichen Neuheiten zu relativieren und zu verschleiern.

So entsprang der Begriff des „Quantums", ja einer Untersuchung der Eigenschaften des Lichtes, das durch die berühmten Arbeiten von Faraday und Maxwell in der zweiten Hälfte des letzten Jahrhunderts eindeutig und eindrucksvoll als Wellenphänomen eines elektromagnetischen Feldes entlarvt worden war. Dieses Licht sollte nun doch auf einmal wieder, wie vormals bei Newton, teilchenartige, „gequantelte" Eigenschaften haben. Obgleich diese Feststellung wegen der offensichtlichen Wellennatur des Lichts zunächst völlig unverständlich erschien, so war doch auch eine gewisse Erleichterung spürbar, daß diesem unbegreiflichen, sich über Raum und Zeit unendlich ausbreitenden Phänomen eines immateriellen elektromagnetischen Maxwell-Feldes, das nach Einstein sogar jeglichen materiellen Trägers entbehrte, nun wieder eine lokal begrenzte und damit „greifbare", dingliche, also reale Grundlage zugeordnet werden konnte.

Der zweite Schritt der Quantenmechanik war deshalb um so erstaunlicher und brachte eigentlich erst die Grundfesten der Physik ins Wanken, nämlich die Entdeckung Louis de Broglie's, daß das im eigentlichen Sinne Materielle, wie es durch die Atome, die Bausteine der Materie verkörpert war, nun **umgekehrt** in diese so unbegreifliche Welt des Ausgedehnten, Wellenförmigen sich verflüchtigte. Es zeigte sich also, daß sowohl Licht als auch Materie eine vom klassischen Standpunkt aus unverträgliche „Teilchen-Welle-Doppelnatur" besitzen. Dieser scheinbare Widerspruch wurde von Heisenberg mit der Formulierung seiner Unschärferelation (Unbestimmtheitsbeziehungen) aufgeklärt, aber nur durch den für viele nicht annehmbaren Preis eben einer prinzipiellen **Unschärfe**. Diese „Un"-Definition suggerierte begrifflich für viele einen Mangel, der in einer Wissenschaft, die sich als „exakt" charakterisiert, bestenfalls nur für ein Übergangsstadium zulässig ist und letztlich beseitigt werden muß. Bei näherer Betrachtung zeigte sich aber, daß eine **solche** Situation hier eigentlich gar nicht gegeben war. Die Bezeichnung „Unschärfe " im Fall der Quantenmechanik macht nämlich nicht deutlich, daß hierbei die Unschärfe **nicht Ausdruck eines Mangels** ist, sondern im Gegenteil – worauf insbesondere immer wieder Carl Friedrich von Weizsäcker hingewiesen hat – die Folge eines viel innigeren Zusammenhangs zwischen dem Gegenwärtigen und dem Zukünftigen, bei dem in viel umfassenderer Weise „alles mit allem" zusammenhängt. Die „Unschärfe" ist **Ausdruck einer holistischen, einer ganzheitlichen Struktur der Wirklichkeit.** Jegliche Beziehung führt notwendig zu einer Einbuße an Isolation, wobei diese wiederum erst Schärfe im Sinne des Exakten ermöglicht. Wir erfahren diese Komplementarität, wenn wir versuchen, eine Konzentration oder Fokussierung auf ein Detail gleichzeitig mit der Wahrnehmung von Gestalt in Einklang zu bringen. Der praktizierende Arzt begegnet ihr in der Schwierigkeit, Gesundheit – Ausdruck einer komplexen, eigentlich nur holistisch einzufangenden Beziehungsstruktur – durch Untersuchungen der Funktionsfähigkeit lokaler Organe zu erfassen. Gerade beim Lebendigen wird überdeutlich, daß das Ganze mehr ist als die Summe seiner Teile.

Vermutlich hat sich unser (bewußtes) Denken im Zusammenhang mit unserer Greifhand entwickelt. Es soll uns – gewissermaßen durch einen virtuellen Probelauf des beabsichtigten physischen Handelns und Begreifens – unterstützen, den Erfolg des tatsächlichen Entweder-Oder-Handelns und -Begreifens zu erhöhen. Dadurch wird wohl verständlich, warum unserem Denken die Sowohl-Als-auch-Struktur der Wirklichkeit, die sich in ihrer Wellennatur ausdrückt, so fremdartig und unbegreiflich erscheint. Da wir in der uns über unsere Sinne direkt zugänglichen Lebenswelt, in der wir uns zurechtfinden und „darwinistisch" bewähren müssen, nur mit sehr großen Anzahlen dieser eigentümlichen, als Bausteine der Materie titulierten Wesenheiten umgehen müssen, sind wir in der Situation eines Waldspaziergängers, der am Wege gleichmäßig geformte statische Kegel wahrnimmt, die sich erst bei näherem Hinsehen als ein Gewimmel von Tausenden und Abertausenden von hochlebendigen Ameisen erweist. In der Tat ist es dieser Umstand eines extrem weitgehenden Herausmittelns von jeglicher lokaler Besonderheit und Verschiedenartigkeit einer enormen Vielzahl nicht-korrelierter Teilsysteme, was zu verläßlichen Aussagen für das Gesamtsystem führt, die für die Teilsysteme selbst nicht gelten. So läßt sich beim einmaligen Würfeln die geworfene Augenzahl nicht vorhersagen. Beim Wurf von gleichzeitig etwa einer Million gleichartiger Würfel liegt das Ergebnis jedoch praktisch eindeutig (strenggenommen mit einer mittleren Abweichung von einem Promille) fest.

Die Vermutung erscheint deshalb völllig berechtigt, daß bei Anzahlen von Molekülen und Atomen in der Größenordnung von Billionen mal Billionen, welche die Objekte unserer Lebenswelt bilden, wir uns über die mikroskopische Exotik der neuen Physik wahrhaftig nicht den Kopf zerbrechen müssen. Dies heißt: Die im Grunde eigentlich „Sowohl-Als-auch"-Wirklichkeit stellt sich in der für uns direkt erlebbaren makroskopischen, hochaufgemischten Welt in extrem guter Annäherung dar, eben wie die uns wohlvertraute, zerlegbare, objekthafte, materielle „Entweder-Oder"-Realität, auf die hin sich unsere reflektierende Rationalität (unser Verstand) so hervorragend entwickelt und eingestellt hat. Was für uns von diesem uns so mysteriös erscheinenden Mikrokosmos letztlich nur bleibt, ist eine Warntafel, die angibt, beim Abstieg in immer kleinere Regionen darauf vorbereitet zu sein, daß einige von unseren gewohnten Vorstellungen im Allerkleinsten nicht mehr so recht taugen und eben in eine etwas abstrusere Sprache gefaßt werden müssen, mit der sich der tiefbohrende Spezialist auseinandersetzten muß, wenn er es partout genauer wissen will.

Es gibt nun aber starke Hinweise, daß dies wohl nicht das Ende der Geschichte ist. Darauf deutet vor allem das Phänomen des Lebendigen, der belebten Natur einschließlich des Menschen hin. Die Versuchung liegt nahe, das Phänomen Leben nicht außerhalb der übrigen unbelebten Natur zu stellen, sondern für das Lebendige gerade in der neu entdeckten, letztlich ganzheitlichen Struktur der Wirklichkeit eine natürliche „Erklärung" zu suchen. Die alte, klassische Naturauffassung bot dafür nur eine recht unbefriedigende Ausgangsbasis, weil der wegen seines Bewußtseins und seiner Schöpfergaben sich so großartig fühlende Mensch sich instinktiv – und dies wohl mit Recht – dagegen wehrte, letztlich nur als hochkompliziertes, voll-determiniert ablaufendes Uhrwerk definiert zu werden. Um dieser Unverträglichkeit zu entgehen, wurde deshalb ein deutlicher Trennungsstrich zwischen dem Menschen und der übrigen Natur gezogen und der bewußte Mensch zusätzlich mit dem Attribut des

„Geistigen" ausgestattet. Diese, meiner Überzeugung nach, künstliche Trennung von Mensch und seiner (von ihm so bezeichneten) Umwelt hat viel mit der ökologischen Krise zu tun, die heute die menschliche Zivilisation existentiell bedroht.

Die neue Physik hat nun aber einen ersten wesentlichen Schritt gemacht, die störende Fessel der strengen Determiniertheit abzustreifen oder zu lockern: Die Zukunft ist prinzipiell offen, ja – aber die durch die Änderung der Gesetzlichkeit im Allerkleinsten ermöglichte Befreiung der Prozeßabläufe von einem strengen Determinismus ist zur Begründung der vermuteten Willens- und Entscheidungsfreiheit des Menschen nicht ausreichend. Denn diese Freiheiten sind durch die immer noch fest vorgegebenen Wahrscheinlichkeiten prinzipiell recht bescheiden, sie scheinen jedoch vor allem durch eine Ausmittelung der mikroskopischen „Lebendigkeit" bei makroskopischer Zusammenballung vollends erdrückt zu werden. Doch dies muß, wie wir heute wissen – und dies ist die interessante und freudige Botschaft – **nicht unbedingt so sein.** Eine vollständige statistische Ausmittelung erfolgt nämlich nur dann, wenn die „Teile des Systems", die das Gesamtsystem bilden, genügend unabhängig voneinander sind (wie die vielen Würfel in meiner Hand, bevor ich sie auf den Tisch werfe). Enge Beziehungsstrukturen zwischen den Teilsystemen sind nun aber gerade für das „Lebendige" charakteristisch. Vom Standpunkt der neuen Physik aus bedeutet darüber hinaus eine Beziehungsstruktur nicht nur eine vielfältige und komplizierte Art der Wechselwirkung der „Bausteine" (Atome oder Moleküle) durch die uns heute bekannten Kräfte (so etwa durch die elektromagnetischen Kräfte der Atomhülle), sondern die wesentlich innigere Beziehungsstruktur der Quantenmechanik, die uns strenggenommen eigentlich verbietet, überhaupt von Bausteinen, also Teilen eines Systems sinnvoll zu sprechen. Quantenmechanische Systeme sind eben nicht nur hochkomplizierte, sondern hochkomplexe Systeme. Hierbei soll die Bezeichnung „Komplexität" zum Ausdruck bringen, daß solche Systeme sich überhaupt nicht mehr ohne Zerreißen von irgendwelchen Teilverbindungen auf einfachere Systeme zurückführen lassen. Bei ihnen versagt also strenggenommen der für unsere Wissenschaft übliche und letztlich methodisch notwendige Reduktionismus. Die moderne Chaostheorie lehrt uns darüber hinaus, daß unter Umständen eine solche Reduktion auch nicht einmal näherungsweise möglich ist, weil selbst schwächste Einwirkungen zu völlig anderen Entwicklungen führen können.

War die Analyse eines Systems immer schon einfacher als die nachfolgende Synthese der an den Teilen gewonnenen Einsichten, so wird die vollständige Synthese des Gesamtsystems unter den Bedingungen der neuen Physik zu einem noch weit schwierigeren und strenggenommen sogar unmöglichen Unterfangen. Aus alter Sicht war nur nötig, die Eigenschaften der Teile möglichst genau zu analysieren, zu denen auch die von ihnen ausgehenden Kraftwirkungen gehörten. Bei der Synthese mußte dann nicht nur die Substanz der Teile addiert, sondern zusätzlich die von diesen ausgehenden Kraftwirkungen geeignet überlagert werden. Bei einer großen Zahl der Teile kann sich dies leicht zu einem extrem komplizierten Problem auswachsen, das aber prinzipiell lösbar bleibt und in der Regel auch praktisch durch statistische Methoden bewältigt werden kann. Die der Quantenmechanik zugeordnete Statistik ist aber nun noch eine Stufe raffinierter als die übliche Statistik, die wir im Falle unzureichender Kenntnis der Sachverhalte anwenden, weil die Quantenstatistik auf der „Sowohl-Als auch"-Potentialität aufbaut. Im Gegensatz zu der uns gewohnten Wahrscheinlichkeit, die alle Werte von Null (Unmöglichkeit) bis Eins (Gewißheit) annehmen kann, ist die Potentialität der Quantenmechanik nicht positivwertig. Sie kann (komplexwertig) „wellenartig" von +1 bis −1 variieren und bei Überlagerung – und das ist das Charakteristische einer Welle – sich dabei nicht nur verstärken, sondern auch bis zur totalen Auslöschung abschwächen. So steht das Getrennte (etwa durch die Vorstellung isolierter Atome) nach neuer Sichtweise nicht am Anfang der Wirklichkeit, sondern Trennung ist mögliches Ergebnis einer Strukturbildung, nämlich Erzeugung von Unverbundenheit durch Auslöschung im Zwischenbereich. Die Beziehung zwischen Teilen eines Ganzen ergibt sich also nicht nur sekundär als Wechselwirkung von ursprünglich Isoliertem, sondern ist Ausdruck einer primären **Identität von Allem**. Diese Grundstruktur im Allerkleinsten kann bis zu unserer Makroebene durchstoßen, wenn die „Bausteine" in einer bestimmten Ordnungsbeziehung zueinander stehen, die sich etwa sukzessive durch Selbstorganisation entwickeln kann. Die Größe eines Objekts allein ist also noch kein ausreichender Grund für eine effektive Dominanz rein klassischer Erscheinungsformen und die totale Unterdrückung oder Nichtausprägung der ganzheitlichen Zustandsformen, wie sie für die Quantenphysik charakteristisch sind. Schon die Existenz von metergroßen supraleitenden Magneten, die nur durch die Quantenmechanik verständlich sind, gibt davon unmittelbar Zeugnis.

All dies reicht jedoch noch nicht aus, um schlüssig einen direkten Zusammenhang zwischen den Gesetzmäßigkeiten der neuen Physik und den Erscheinungsformen des Lebendigen und insbesondere auch des Geistigen zu konstruieren, wobei wir bei letzterem besonders behutsam sein sollten, vorschnelle Schlüsse zu ziehen. Parallelen fallen jedoch unmittelbar ins Auge und sollten deshalb zum Anlaß genommen werden, auch in anderen Wissenschaftsbereichen, gemäß den neuen Einsichten, sich intensiver mit, im klassischen Sinne, unkonventionellen Vorstellungen zu befassen. Ich wundere mich, daß dies nicht schon lange in der Molekularbiologie geschehen ist. Bei der Beschreibung der Atome und Moleküle von Makromolekülen wird als selbstverständlich angenommen, daß man dabei im wesentlichen mit den groben Approximationen der Atome und Moleküle des Chemikers – welche nur die Intensitäten aber nicht Phasenbeziehungen der Materiewellen der Elektronen berücksichtigen – auskommen kann. Der bisherige Erfolg dieses Standpunkts ist m.E. noch kein ausreichender Beweis, daß in der dabei unberücksichtigt bleibenden Phasenstruktur der durch Millionen von Elektronen gebildeten Gesamtwelle nicht doch wie bei einem Hologramm für die Gestaltbildung wesentliche Information verschlüsselt ist. So glauben wir ja auch im Alltag durch Photographie uns ein außerordentlich naturgetreues Abbild unserer Umgebung verschaffen zu können, obgleich wir aus unserer Kenntnis der Optik wissen, daß uns beim Photographieren ein Großteil der durch das Licht vom Objekt her übertragenen Information verlorengeht, die wir uns nur durch raffinierte Methoden, wie sie neuerdings die Holographie anbietet, teilweise zugänglich machen können.

Auch die moderne Medizin ist so von den Erfolgen der analytischen Betrachtung des Lebendigen beeindruckt – und in der Tat sind hier vor allem in der Notfallmedizin, ähnlich wie in der Molekularbiologie, eindrucksvolle Fortschritte in den letzten Jahrzehnten erzielt worden –, daß die Schulmedizin sich heute immer weiter von einer mehr ganzheitlichen Betrachtungsweise entfernt. Ich begrüße deshalb ein Buch wie das hier vorliegende von Günther Hanzl, weil mir eine Stärkung dieser anderen Sichtweise dringend geboten zu sein scheint. Ich möchte dabei betonen: Es geht hierbei nicht um die Frage eines Entweder-Oder, sondern um die einer geeigneten Ergänzung der heute dominanten analytischen Betrachtung. Es gibt klarerweise eine Komplementarität zwischen der analytischen und der mehr gestaltwahrnehmenden Sichtweise. Je nach Fragestellung ist die eine oder andere Sichtweise mehr oder weniger angemessen. Die analytische Sichtweise hat den Vorteil, daß sie zu objektivierbaren Ergebnissen führt und deshalb in unserer Sprache direkt vermittelbar ist. Sie hat jedoch den Nachteil, daß in gewissem Grade offenbleiben muß, ob durch die bei der Analyse notwendige Isolation des Beobachtungsgegenstandes möglicherweise seine Identität und Funktionsweise wesentlich verändert wird. Die mehr ganzheitliche Betrachtungsweise muß sich andererseits mit der prinzipiellen Schwierigkeit auseinandersetzen, daß bei ihr Aussagen kaum oder genauer gesagt: gar nicht mehr in einem Sinne nachkontrolliert werden können, wie dies für eine moderne Wissenschaft idealiter als notwendig erachtet wird. Diese Schwierigkeit kann nicht beseitigt werden, weil sie in der ganzheitlichen Betrachtung selbst begründet ist. So lassen sich insbesondere kaum experimentelle Situationen herstellen, welche als genügend „gleichartig" gelten können, um für eine Nachprüfung im üblichen Sinne geeignet zu sein. Es ist also in diesem Falle nötig, mit anderen „Wahrheitskriterien", oder vielleicht sollte man besser sagen: „Stimmigkeitskriterien", zu arbeiten.

Weil also die üblichen Methoden der Verifikation und Falsifikation nicht mehr anwendbar sind, wird es wohl noch einige Zeit dauern, bis wir auf diesem Terrain mehr Trittsicherheit gewinnen. Denn diese ist notwendig, um zu verhindern, nicht auf der anderen Seite in ein „everything goes" abzurutschen. Auch im besten Falle wird bei dieser Herangehensweise nie „Wissen" in der heute von der Wissenschaft verwendeten Bedeutung zu erlangen sein. Dies braucht aber nicht auszuschließen, daß wir auf diese Weise nicht **Wissen von anderer Art** – und es wird sich um hochrelevantes Wissen handeln – erfahren können. Offensichtlich erscheint mir nur, daß, wenn wir

Wissen auf seine bisher in der Wissenschaft übliche Bedeutung eingeengt lassen, also dabei ausschließlich auf „Objektivierbarkeit" als wesentlichem Wahrheitskriterium bestehen, anstatt **Wahrheit in einem geeignet offeneren Sinne** auch nicht-mehr-objektivierbaren Erfahrungen und Einsichten vermöge einer Stimmigkeit und inneren Überzeugungskraft zuzuordnen, dann uns existentiell wesentliche Erkenntnisse verschlossen bleiben werden. Dies mag wegen seiner vermeintlichen Unverbindlichkeit recht willkürlich klingen und wegen der dadurch möglichen Manipulationen auch nicht ungefährlich sein, aber dies nur so lange wie eine Ganzheitlichkeit der Wirklichkeit negiert wird. Selbstverständlich läßt sich eine solche Ganzheitlichkeit nie beweisen, andererseits aber auch nicht schlüssig leugnen. Wir sollten in diesem prinzipiellen Dilemma jedoch nicht übersehen, daß wir in unserer persönlichen Wahrheitserfahrung, die – trotz aller logischer Verknüpfungsakrobatik und hochintelligenter Reflexion – letztlich auf einer nicht mehr hinterfragten, spontan erlebten Evidenz basiert, schon immer unausgesprochen auf eine inhärente Stimmigkeit zur Wahrheitsfindung angewiesen waren und dies auch in Zukunft weiterhin sein werden.

Doch viele Lernwillige, die dieses Buch aufgeschlagen haben und auch mit einiger Geduld diesem Vorwort bis zu diesem Punkt gefolgt sind, werden sich vielleicht jetzt zweifelnd fragen, **was alle diese hintergründigen Betrachtungen eines Quantenphysikers im Vorwort eines medizinischen Buches zu suchen haben?** Haben nicht die neuerlichen großartigen Erfolge der Akut- und Intensivmedizin schon hinreichend deutlich gemacht, daß die „vergröberte" Betrachtungsweise (wie ich das genannt habe) des Chemikers für das Verständnis der biologisch relevanten Bausteine und ihrer Prozesse vollkommen ausreicht?

Diese Einstellung ist mir gut verständlich und ich weiß auch, daß eine erdrückende Mehrzahl von Biologen und klinischen Medizinern diese Auffassung teilt und sie durch die empirischen Erfolge der bisherigen Vorstellungen bestätigt sehen. Andererseits ist das Dilemma der Medizin auf vielen Gebieten, so insbesondere bei der Behandlung von chronischen Krankheiten, nicht zu übersehen. Auch ist die weitverbreitete Vermutung nicht schlüssig, eine Abweichung von den jetzigen Vorstellungen (etwa in Richtung der Quantenphysik) müsse **notwendig** bei den bisher durchgeführten Untersuchungen **zu völlig anderen** und deshalb **empirisch bereits widerlegten Ergebnissen** führen. Wir sollten uns vielmehr in dieser Hinsicht an den schon oben erwähnten Fall erinnern: Die Feststellung der **prinzipiellen Relevanz** der vielfältigen Phasenbeziehungen der von einem beobachteten Objekt ausgehenden verschiedenen Lichtwellen, welche die moderne Holographie heute **auch praktisch** für eine vollständigere Erfassung dieses Objekts erfolgreich benutzt, hat **nicht dazu geführt**, daß die **ganz normale Photographie**, die nur Lichtintensitäten registriert, etwas **von ihrer Bedeutung eingebüßt hat.** So könnte sich wohl, in Analogie dazu, eine mögliche Relevanz der mikroskopischen Gesetzmäßgkeiten vor allem in **zusätzlichen ganzheitlichen Beziehungen** bemerkbar machen und damit uns **zusätzliche wesentliche Einblicke** geben. Solche Einblicke könnten u. U. die Erklärung für das (gelegentliche) Versagen des mechanistischen und chemischen Modells liefern und sollten zu neuen Ansätzen auffordern. Es lohnt sich deshalb hier, künftig aufmerksamer zu sein und interessante mögliche Weiterungen nicht von vornherein dogmatisch auszuschließen. Das vorliegende Buch von Günther Hanzl wirbt für eine aufgeschlossenere Haltung. Mein Vorwort soll – aus naturwissenschaftlicher Sicht – ganz allgemein zu solchen offeneren Einstellungen ermutigen.

München, im Frühjahr 1995

Prof. H.-P. Dürr

Teil I

1 Zur derzeitigen medizinischen Misere

Es mag zwar fast schon als Gemeinplatz erscheinen, vom fälligen oder bevorstehenden Paradigmawechsel in unserer Medizin zu sprechen. Andererseits wird vielfach aber schon die Erwähnung eines Paradigmawechsels als Bedrohung empfunden.

Trotzdem aber soll hier zunächst aufgezeigt werden, daß die derzeitige Situation der Medizin alle Züge einer wissenschaftlichen Krisensituation nach Thomas S. Kuhn aufweist.

Obwohl es keineswegs die Intention dieser Abhandlung ist, die vielfachen Kritiken an unserem Medizinbetrieb zusammenzufassen oder zu ergänzen, sollte sinnvollerweise der Präsentation eines neuen theoretischen Modells zunächst das Aufzeigen der bestehenden Krise vorangehen.

Unbestreitbar sind in den vergangenen Jahrzehnten auf dem Gebiet der Akutmedizin und Notfallmedizin ungeheure Fortschritte erzielt worden. Inwieweit gerade aus diesen Fortschritten andere Belastungen resultieren, sei hier nicht untersucht.

Die Kostenexplosion im medizinischen Sektor hat ihre Ursache sicher nicht nur in den Fortschritten der Intensivmedizin, sondern zum beträchtlichen Teil auch in der Zunahme chronischer Erkrankungen und dem insuffizienten Umgang mit ihnen. Chronische Krankheiten und sogenannte Vegetative Syndrome bilden die Schwerpunkte in den Praxen der niedergelassenen Ärzte. Sie sind aber auch die Crux unserer Kliniken.

Es ist ein wohl unbestrittenes Faktum, daß die Medizin in der Diagnostik und Therapie chronischer Erkrankungen wie auch vegetativer (nicht psychogener!) Störungen während der letzten Jahrzehnte teilweise keine, teilweise nur geringe Fortschritte gemacht hat. Bei dem, was wir schlechthin als die „Diagnose" einer Krankheit bezeichnen, handelt es sich im allgemeinen nur um eine Einordnung nach bestimmten Symptomgruppen („Syndrome"), nicht aber um eine ätiologische Abklärung.

Wir kennen zwar oft, oder meist, die pathogenetischen Abläufe bis ins Detail, vergessen aber, daß es sich dabei um Folgeerscheinungen handelt und nicht um die eigentliche Causa. Die eigentlichen ätiologischen Faktoren chronischer Krankheiten sind, wie noch aufgezeigt werden wird, weder morphologisch-mikroskopisch noch chemischanalytisch zu erfassen.

Nach Thomas S. Kuhn treten dann neue Theorien zutage, nachdem „normale Problemlösungstätigkeit" versagt hat.

Nun wird dieses Versagen in der Medizin vielfach schlicht geleugnet bzw. einfach nicht gesehen, eine psychologisch durchaus verständliche Verhaltensweise.

Solches Verhalten beschränkt sich keineswegs auf Mediziner, wie die Äußerung eines prominenten amerikanischen Physikers zeigt, daß nämlich „die Wissenschaftler gemeinsam falschspielen, um die gerade anerkannten Grundlagen der wissenschaftlichen Forschung gegen Wahrnehmungen ihrer Unzulänglichkeiten zu verteidigen."[1]

So wird in der Medizin die Tatsache, daß bei den meisten chronischen Erkrankungen die Ätiologie unbekannt blieb und somit auch eine kausale Therapie nicht möglich wird, als in der Natur der Sache liegend bezeichnet. Mit anderen Worten: Es fehlt hier das Bewußtsein der Anomalie.

Andererseits kann dieses Versagen des klassischen Paradigmas auch darin erkannt werden, daß ein immer größer werdender Prozentsatz von Medizinern sich ernsthaft mit sogenannten Außenseiterverfahren auseinandersetzt.

Diesen Außenseiterverfahren ist gemeinsam, daß sie – obzwar vielfach mit Erfolg angewandt – sich nicht in die herrschenden theoretischen Modelle, ins gültige Paradigma einordnen lassen. Sie gelten daher als *unwissenschaftlich* oder als *wissenschaftlich nicht anerkannt*.

Vom wissenschaftstheoretischen Standpunkt her handelt es sich hier auch um „Anomalien vor dem durch das Paradigma gelieferten Hintergrund." (Kuhn)

Voraussetzung für jeden annehmbaren theoretischen Wandel ist nach Kuhn aber das Bewußtsein einer Anomalie.

Wer die derzeitige Situation unserer Medizin für völlig normal hält, hat sicher keinerlei Bedürfnis nach einem theoretischen Wandel, nach einem Paradigmawechsel. Ja, er wird in jedem Wechsel eine Gefahr sehen und ihn entsprechend bekämpfen.

Wem aber die Krisensituation unserer Medizin bewußt ist, wer das vielfache Versagen nicht als naturgegeben betrachtet und die Möglichkeit eines bevorstehenden Paradigmawechsels akzeptiert, der wird einem neuen theoretischen Modell zunächst einmal offen gegenüberstehen.

Zu einem modernen Wissenschaftsverständnis gehört, daß eine wissenschaftliche Theorie nicht so sehr bewiesen als glaubhaft gemacht werden kann (Popper)[2], und daß man eine bestimmte Theorie vorläufig annimmt und durch Experimente bestätigt oder falsifiziert.

Über dem Eingang zum Physikalischen Institut einer englischen Universität steht die Warnung: „Vorsicht, die Physik kann Ihren Geist erweitern!"

Besteht diese Gefahr – die Frage sei gestattet – auch bei unserer gegenwärtigen Medizin?

Ohne all die hinreichend bekannten Argumente für den fälligen Paradigmawechsel wiederholen zu wollen, sei darauf hingewiesen, daß von namhaften Forschern innerhalb und außerhalb unserer Medizin für das gegenwärtige Dilemma die veralteten theoretischen Modelle verantwortlich gemacht werden.

Capra weist in seinem Buch „Wendezeit"[3] darauf hin, daß für die gegenwärtige unbefriedigende Lage das enge begriffliche Fundament der Medizin ein wesentlicher Grund sei. Unsere medizinische Wissenschaft basiert im wesentlichen auf den Modellen der klassischen Physik vor der Jahrhundertwende. Für die Medizin gilt im besonderen, was Physiker wie Hans-Peter Dürr [4] immer monieren, nämlich daß „die erkenntnistheoretischen Konsequenzen der neuen Physik kaum ins öffentliche Bewußtsein gedrungen" sind. „Hier dominiert nach wie vor ein naturwissenschaftliches Weltbild, das im wesentlichen die Züge des alten klassischen mechanistisch-deterministischen Weltbild des 19. Jahrhunderts trägt." Die Medizin benötigt somit dringendst eine Erweiterung des wissenschaftlichen Spektrums bzw. eine als Paradigmawechsel bezeichnete wissenschaftliche Revolution, wie sie unsere Nachbarwissenschaften längst hinter sich haben.

Vielleicht sollten hier ein paar Worte zu dem viel strapazierten Begriff „Paradigmawechsel" eingeschoben werden: Der Ausdruck stammt von dem US-amerikanischen Wissenschaftstheoretiker Thomas S. Kuhn.[5] Kuhn hat nachgewiesen, daß Fortschritt in der Wissenschaft sich nicht durch kontinuierliche Veränderung vollzieht, sondern durch revolutionäre Prozesse. Derartige Prozesse nennt Kuhn „Paradigmawechsel", wobei man unter Paradigmata die jeweils zu einer bestimmten Zeit von einer bestimmten Gruppe von Wissenschaftlern als gültig angesehenen Theorien und Arbeitsmethoden versteht. Diese Paradigmata dienen der Problemlösung, haben aber nichts mit einem Wirklichkeits- oder Wahrheitsanspruch zu tun. Wissenschaftstheorie und Wissenschaftsgeschichte zeigen, daß grundsätzlich alle wirklich bedeutenden Erkenntnisse und Entdeckungen in die bis dato gültigen Paradigmata nicht einzuordnen sind.

Nach einem berühmt gewordenen Ausspruch von Max Planck „pflegt eine neue wissenschaftliche Erkenntnis sich nicht in der Weise durchzusetzen, daß ihre Gegner überzeugt werden und sich als belehrt erklären, sondern vielmehr dadurch, daß die Gegner allmählich aussterben und daß die heranwachsende Generation von vornherein mit der Wahrheit vertraut gemacht ist".[6] Daß Paradigmawechsel im allgemeinen von sogenannten Außenseitern initiiert werden, liegt in der Natur der Sache. Daß dabei die alten Paradigmata von ihren Anhängern wie Glaubensgüter verteidigt werden, entspricht den Regeln. Wenn die Phänomene, die sich in die herrschenden Denkmodelle nicht einordnen lassen, an Zahl so zunehmen, daß sie nicht mehr geleugnet werden können – und auch deren Beobachter und Beschreiber nicht mehr als Scharlatane abgetan werden können –, erfolgt nach regelhaften Abläufen eine Neuorientierung der Denkmodelle, ein Paradigmawechsel.

Es ist – wie schon erwähnt – nicht Aufgabe oder Absicht dieses Werkes, die umfangreichen Kritiken an unserer derzeitigen Medizin zu bereichern. Noch viel weniger soll in den Chor derer eingestimmt werden, die allein in einer Rückkehr zur Natur – was immer darunter vorzustellen sei – die Lösung aus der medizinischen Krise propagieren.

Das teilweise Versagen der medizinischen Wissenschaft hat ja in weiten Kreisen zu einer gewissen Wissenschaftsfeindlichkeit geführt. Dabei wird aber übersehen, daß es sich nicht um ein Versagen der Wissenschaft schlechthin handelt, sondern um ein Versagen eines derzeit noch gültigen wissenschaftlichen Paradigmas.

Es steht somit zu befürchten, daß das hier vorgestellte und vorgeschlagene Modell auf Ablehnung stoßen wird sowohl bei denen, die ihre altvertrauten medizinischen Fundamente (und auch Pfründe) dadurch bedroht sehen, als auch bei denen, die in der „Verwissenschaftlichung der Medizin" eine Gefahr sehen.

2 Das „klassische" oder morphologische Krankheitsmodell

Weitgehend unverändert seit Virchow werden Strukturveränderungen des Gewebes als das eigentliche Wesen der Krankheit angesehen.

Diese morphologisch fixierte Betrachtungsweise war ursprünglich eingebettet in eine materialistische Weltanschauung und in das mechanistisch-deterministische Weltbild der Physik des 19. Jahrhunderts.

Daß neben den zellularpathologischen Veränderungen in jüngerer Zeit zunehmend molekulare Veränderungen des humoralen Anteils des Organismus Ziel der Forschung wurden, ändert nichts an der Tatsache, daß wir die Krankheitsursache auf jeden Fall **im Bereich morphologisch materieller Gegebenheiten** suchen.

So sehr sind wir diese Sichtweise gewohnt und als so selbstverständlich betrachten wir sie, daß wir gar nicht auf die Idee kommen, es könnte eventuell auch noch einen anderen Aspekt geben. Dabei müßten wir eigentlich nur einen Blick über unseren wissenschaftlichen Zaun tun. Erstaunt würde man dann feststellen, daß es auch jenseits des sorgfältig abgeschlossenen Zaunes noch etwas gibt, das uns zwar fremd ist, aber nicht weniger der exakten Naturwissenschaft zugehörig.

Unsere festgefügten Vorstellungen, unsere Denkmodelle, unsere medizinischen Paradigmata basieren auf dem physikalischen Weltbild der vergangenen Jahrhunderte. So ist beispielsweise die in unserer heutigen Medizin im wesentlichen noch immer favorisierte Vorstellung der Monokausalität begründet in den Gesetzen der klassischen Mechanik und in den nur fiktiven Modellen abgeschlossener Systeme.

Nun haben sich in der Physik aber seit dem Anfang dieses Jahrhunderts bereits mehrere Paradigmawechsel vollzogen, die das gesamte Weltbild verändern sollten.

Die Physik als Basiswissenschaft hat sich grundlegend gewandelt, mit ihr der Materiebegriff. Die scharfe Grenze zwischen Materie und Energie hat sich aufgelöst. In der sogenannten toten Materie wurden zuweilen Eigenschaften entdeckt, wie sie nach früheren Vorstellungen nur dem Geist zukamen.[7]

Neben Materie und Energie, die bekanntlich ineinander übergehen können, wurde noch eine dritte Entität des Universums (N. Wiener) postuliert, die Information. Diese dritte Wesenheit kann zwar Materie oder Energie als Träger benützen, ist aber selbst weder Materie noch Energie. Die neuen Wissenschaftszweige Kybernetik und Systemtheorie basieren auf Information. Systemtheorie und Kybernetik haben selbst die Geisteswissenschaften verändert.

Die Medizin blieb hiervon weitgehend unberührt.

Nun mag man einwenden, daß Rückkoppelungsphänome beispielsweise hypophysärer Hormonsteuerung in der Physiologie längst bekannt seien. Aber wie die Flugmodelle Leonardo da Vincis noch nicht das Luftverkehrszeitalter eingeleitet haben, so lassen auch die partiellen kybernetischen Versuche noch nicht die Allgemeingültigkeit und die Tragweite des kybernetischen Modells in der Medizin erkennen.

Diese Allgemeingültigkeit und Tragweite aufzuzeigen, beziehungsweise ein – wie mir scheint – plausibles Modell vorzustellen, ist unter anderem Anliegen dieses Buches.

Nun liegt zwischen der Forderung eines Paradigmawechsels und dem tatsächlichen Ablauf ein weiter Weg. Fixierte Bewußtseinsinhalte müssen immer wieder in Frage gestellt werden. Hinzu kommt, daß ja gelegentlich mit einem wissenschaftlichen Paradigma (wie dem pharmako-chemischen) erhebliche wirtschaftliche Interessen verknüpft sein können.

3 Von der Morphologie zur Kybernetik

Eingangs wurde behauptet, die Zellularpathologie beruhe auf den überholten Modellen der vorrevolutionären Physik. Eine derartige Behauptung bedarf natürlich einer näheren Begründung.

Es wird aufgezeigt werden, daß nicht nur die Zellularpathologie auf überholten Denkmodellen basiert, sondern nahezu unsere gesamte Medizin.

Doch bleiben wir zunächst bei der Zellularpathologie, auf der ja im wesentlichen unser Krankheitsverständnis beruht.

Bekanntlich ist seit der Einsteinschen Relativitätstheorie die Einbeziehung des Faktors Zeit in die räumlichen Dimensionen eine der grundlegenden Charakteristika der modernen Physik. Die Zeit verlor hierdurch ihre Bedeutung als unabhängige Entität, gleichzeitig aber wurde ihre untrennbare Verknüpfung als zusätzliche Dimension erkannt. So wie es beispielsweise sinnlos ist, die Höhe eines Würfels als unabhängige, für sich bestehende Größe zu betrachten, so sinnlos ist es, Zeit als unabhängig von räumlichen Dimensionen zu betrachten oder Raum unabhängig von der Zeit. Entsprechend auch der physikalische Begriff des „Raum-Zeit-Kontinuums". Insofern dient eine künstliche Abtrennung der Zeit vom Raum niemals der Darstellung der Wirklichkeit. Ohne den Faktor Zeit oder die Dimension Zeit gibt es nur statische Strukturen. Erst die Zeit ermöglicht dynamische Strukturen. Dynamische Strukturen sind Kennzeichen lebender Systeme. Die Zellularpathologie beschäftigt sich mit statischen Strukturen, also Kunstprodukten, allenfalls einem minimalen Ausschnitt aus der Wirklichkeit. So ist etwa die Qualität eines Spielfilms nicht aus einer herausgeschnittenen einzelnen Aufnahme erkennbar.

Im kybernetischen Modell interessieren weniger die Strukturveränderungen des Gewebes, mit denen auf morphologischer Ebene die übergeordneten kybernetischen Störungen assoziiert sind oder sein können. Bei aller Begeisterung für die phänomenalen modernen Möglichkeiten der Erfassung subtiler morphologischer Strukturveränderungen bleibt die Tatsache, daß es sich hierbei lediglich um Sekundärerscheinungen handelt. Die Erfassung der morphologischen

Strukturveränderungen ist etwa vergleichbar der Begutachtung eines Unfallautos. Die Ursache des Verkehrsunfalls werden wir hieraus in den seltensten Fällen ersehen.

Was uns also interessieren sollte, sind die Steuerungs- und Regelungsstörungen, die schließlich zu den morphologischen Strukturveränderungen führen können (aber nicht führen müssen – siehe „Vegetative Syndrome"!).

Das morphologische Paradigma – fast zum Dogma erhoben – läßt uns immer diffizilere Geräte und Methoden entwickeln, um immer feinere Strukturveränderungen aufzudecken. Aber weder Elektronenmikroskopie noch Computertomographie oder Kernspintomographie haben uns der **Ätiologie** chronischer Krankheiten nähergebracht. Wir sind gewohnt, an die Stelle der Ätiologie ersatzweise die bis ins Detail bekannte **Pathogenese** zu setzen.

Aber die noch so exakte Kenntnis pathologischer Abläufe ermöglicht zumeist keine **kausalen** therapeutischen Konsequenzen.

Nehmen wir nun also versuchsweise ein völlig anderes theoretisches Modell zur Hilfe und überprüfen wir anschließend die daraus resultierenden praktischen Möglichkeiten und Ergebnisse.

3.1 Gesundheit – Krankheit – chronische Krankheit

Bevor nun der Versuch unternommen werden soll, eine moderne Alternative zu unserem morphologisch fixierten Krankheitsbegriff zu finden, Krankheit eventuell kybernetisch zu definieren, sollten wir uns darüber klar werden, inwieweit denn der komplementäre Begriff „Gesundheit" bereits näher präzisiert ist.

Die Definition der WHO, wonach Gesundheit das vollkommene körperliche, geistige und soziale Wohlbefinden darstellt, kann nicht befriedigen.

Ein vielleicht etwas ungewohnter gedanklicher Ansatz mag hier den Einstieg erleichtern:

Wir sind gewohnt, Gesundheit als etwas „Normales" zu betrachten und Krankheit als „Unnormales", als Anomalie.

Mit welcher Berechtigung eigentlich?

Von den tatsächlich existierenden Möglichkeiten des Verhaltens biologischer Systeme stellt das Verhalten, das wir gesund nennen, das statistisch unwahrscheinlichste dar. Das atypische Verhalten der Krebszellen wäre statistisch gesehen viel wahrscheinlicher.

Die Anordnung der Kohlenstoffatome im Diamant ist wesentlich unwahrscheinlicher als in der Kohle. Sie kam nur zustande durch ungeheuren Energieaufwand.

Auch für das als Gesundheit bezeichnete, statistisch völlig unwahrscheinliche Verhalten biologischer Systeme des Organismus, fern vom thermodynamischen Gleichgewicht, ist ein ungeheurer Aufwand an Energie und Steuerungsmechanismen erforderlich.

Priorität in jeder Krankheitslehre müßte also der Untersuchung dieser Steuerungsmechanismen zukommen.

Wie wird der „Ausnahmezustand Gesundheit" erreicht und erhalten?

Ist es die *Information*, die beispielsweise das Gewebe unserer Organe *in Form* hält?

Und wie wird sie übertragen und wodurch ist ihr Fluß gestört?

Im Gegensatz zu den fiktiven, tatsächlich nirgends existierenden Modellen abgeschlossener oder isolierter Systeme, mit denen sich die klassische Physik vorwiegend beschäftigt hatte (und immerhin die ganze Mechanik begründet hatte), sind lebende Organismen **offener** Systeme, in ständiger Wechselwirkung mit ihrer Umgebung, in ständiger Auseinandersetzung mit Außeneinflüssen.

Wir wissen, daß Leben nur möglich ist in einem ganz engen Bereich chemisch-physikalischer Gegebenheiten. Diese Gegebenheiten unterliegen aber durch Außeneinflüsse laufend starken Veränderungen, die – wenn nicht sofort korrigiert – Leben zerstören, zumindest beeinträchtigen würden.

Was aber sind die Mechanismen, die die Bedingungen für Leben und Gesundheit schaffen und erhalten?

Voraussetzung für das, was wir Gesundheit nennen, ja für Leben überhaupt ist ein völlig autonom funktionierendes Selbststeuerungssystem, in dem die durch äußere oder innere Einflüsse erfolgenden ständigen Abweichungen vom eng begrenzten erforderlichen Zustand eines Systems (wie Druck, pH-Wert, prozentualer Anteil bestimmter Moleküle etc.) sofort erkannt und korrigiert werden.

Ein solches automatisch funktionierendes Erkennungs- und Korrektursystem wird in der Technik **Regelkreis** genannt, die Lehre von den Regel- und Steuerungssystemen „Kybernetik" (Kybernetes = griechisch Steuermann) und entsprechend in biologischen Systemen „Biokybernetik".

Die Integration des Prinzips der Regelkreisfunktion in unser medizinisches Denken erscheint so außerordentlich wichtig für das Verständnis des kybernetischen Modells, ja für die künftige Medizin überhaupt, die „Infomedicine" – wie die Amerikaner sagen – , daß es in den folgenen Kapiteln noch ausführlich vorgestellt werden wird.

Gelegentlich spricht man in den Vereinigten Staaten bereits von der „second medical revolution", nämlich „from Biomedicine to Informedicine"[8] – wobei mit *Biomedicine* die biochemische Medizin gemeint ist.

Als Versuch einer kybernetischen Definition des Begriffes „Gesundheit" könnte man diese als das einwandfreie Funktionieren unserer autonomen Erkennungs- und Korrekturmechanismen, unserer Regelkreise bezeichnen und entsprechend – in einem Vorgriff auf das künftig Auszuführende – (chronische) „Krankheit" als Störung eben dieser Regelkreisfunktion.

3.2 Funktion des Regelkreises mit negativer Rückkoppelung

Nehmen wir einen beliebigen konstant zu haltenden Zustand, etwa den Wasserstand eines Reservoirs oder die Temperatur eines Raumes. An diesem konstant zu erhaltenden System tastet ein Fühler den momentanen Ist-Wert ab (z.B. Temperatur, Druck, den quantitativen Anteil bestimmter Moleküle etc.). Der gemessene „Ist-Wert" wird als entsprechendes Signal über bestimmte Leitbahnen (korrekter: „Kanäle") dem Regler zugeleitet, wo dieser Ist-Wert mit dem dort eingestellten „Soll-Wert" verglichen wird. Bei Abweichung wird vom Regler nun efferent ein Korrektursignal an das korrigierende Agens geleitet und so fort.

Die korrekten Bezeichnungen der Kybernetik wie Führungsgröße, Regelabweichung, Störgröße, Stellgröße und Stellglied sind hier zunächst der Übersicht und des Verständnisses halber nur in Klammern gesetzt. Sie werden aber wegen der Wichtigkeit, die kybernetische

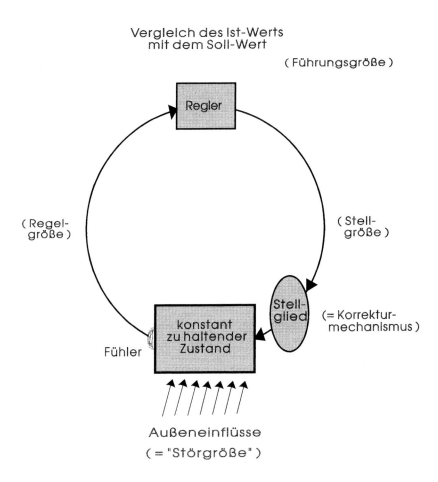

Abb. 1: Regelkreis – Regelung durch negative Rückkoppelung.

Begriffe in unserer künftigen Medizin erlangen werden, im folgenden grundsätzlich verwendet.

Ein einfaches technisches Beispiel, mit dem wir ständig konfrontiert sind, der Heizungsregler, mag diese abstrakte Darlegung etwas veranschaulichen: Hier wird von einem Temperaturfühler (Thermometer) z.b. die Raumtemperatur gemessen und der gemessene Wert, der „Ist-Wert" mit dem am Regler eingestellten „Soll-Wert" verglichen. Ist nun die gemessene Temperatur (also der Ist-Wert) niedriger als die geforderte Temperatur (Soll-Wert), dann geht vom Regler ein entsprechendes Signal an das Stellglied, hier den Brenner, bis die tatsächliche Raumtemperatur mit der eingestellten übereinstimmt und der Brenner **automatisch** abgeschaltet wird.

Ein solcher Regelkreis dient also der Konstanterhaltung eines Zustands. Er wird als Regelkreis mit *negativer Rückkoppelung* bezeichnet (im Gegensatz zum Regelkreis mit *positiver Rückkoppelung*, bei dem das Ausgangssignal wieder in den Eingang eines verarbeitenden Systems eingespeist wird).

Das aufgezeigte Regelprinzip ist für jedes biologische System gültig!

Wie zuvor schon erwähnt, ist Leben nur möglich durch die automatische und sofortige Korrektur der durch Außeneinflüsse entstehenden Abweichungen vom erforderlichen Soll-Wert. Kybernetisch gesehen ist also **Gesundheit das einwandfreie Funktionieren der automatischen, der autonomen Regelkreisfunktionen auf der Steuerungsebene des Organismus. Und Voraussetzung für diese einwandfreie Funktion ist der ungestörte Informationstransfer.**

3.3 Formen des Informationstransfers im Organismus

„Regelkreise bestehen eigentlich nur aus zwei Dingen: der zu regelnden Größe und dem Regler." „Ein Regelkreis ist zunächst einmal ein in sich geschlossener ständiger Kreislauf von Informationen." (F. Vester[9])

Stellt sich natürlich die Frage, auf welche Weise dieser Informationstransfer im Organismus erfolgt.

Entsprechend den Möglichkeiten in der Technik gibt es auch hier verschiedene Formen der Signalübermittlung.

Die derzeit bekannten Formen des Informationstransfers im Organismus entsprechen den aus der Technik bekannten: Vereinfacht und in analogen Begriffen könnte man sagen, daß es im Organismus neben der altbekannten Informationsübertragung auf nervalem Weg, also über elektrische Potentiale in entsprechenden Leitern (sozusagen dem Telefon des Organismus) und der humoralen Informationsübermittlung durch bestimmte Biomoleküle, den Transmittersubstanzen (entsprechend der Brief- und Paketpost) noch eine dritte Form der Kommunikation gibt (entsprechend der drahtlosen Übermittlung in der Technik).

Es wurde oben schon erwähnt, daß Information weder Materie noch Energie ist. Und es scheint wichtig, besonders zu betonen, daß Information zwar an Materie gebunden sein kann, aber nicht muß. Information kann ebensogut aus dem Oszillationsmuster eines Feldes (z.B. des elektromagnetischen) bestehen. Für den Techniker eine Binsenweisheit, für Mediziner meist eine Denkbarriere! (Auch die mit dem Rundfunkgerät empfangene Information wird zwar erzeugt und empfangen mit materiell-technischen Gegebenheiten, wird aber übertragen – im allgemeinen – durch die Modulation elektromagnetischer Schwingungen.)

Für das Prinzip der Regelkreisfunktion ist es im Grunde gleichgültig, auf welche Weise die Informationen übermittelt werden: als elektrische Impulse über Nervenbahnen, als biochemische Transmittersubstanzen im Blut, Lymphe, in mesenchymaler Matrix oder auch sozusagen drahtlos im Funkverkehr als elektromagnetische Schwingungsmuster mit den Möglichkeiten der Resonanz.

Auf die letztere und dritte Möglichkeit soll in der Folge noch ausführlicher eingegangen werden.

3.4 Die bisher vernachlässigte Form des Informationstransfers im Organismus: Elektromagnetische Signale

Bereits vor Jahrzehnten hat H. Fröhlich[10] die Existenz einer von unseren Zellen ausgehende elektromagnetische Strahlung postuliert und deren Resonanzfrequenz mit 10^{11} bis 10^{12} errechnet, also im Mikrowellenbereich liegend. Übrigens beträgt die ungefähre Feldstärke (bei etwa 90 mV Zellpotential auf die Membrandicke umgerechnet) etwa 100 000 Volt pro cm (nach Popp)!

In den letzten Jahren konnten dann Popp und seine Mitarbeiter die interzelluläre Kommunikation durch ultraschwache (kohärente) Strahlung im **sichtbaren** Bereich des elektromagnetischen Spektrums nachweisen.[11]

Da die ultraschwachen elektromagnetischen Signale des biologischen Informationstransfers mit technischen Geräten routinemäßig noch nicht registriert werden konnten (weil sie unterhalb der sogenannten Rauschgrenze liegen), wurden diese hochinteressanten biologischen Forschungsergebnisse in der Medizin völlig ignoriert.

Entgegen der Problematik mit **technischen Geräten** können ultraschwache elektromagnetische Signale von **biologischen** Systemen sehr wohl empfangen werden (wobei eine deutliche Frequenzabhängigkeit besteht).[12] In diesem Zusammenhang von außerordentlichem Interesse sind z.B. die Untersuchungen von T. Bullock an Klapperschlangen, die mit ihrem Grubenorgan noch Infrarot-Impulsdifferenzen von dreitausendstel Grad unterscheiden können,[13] oder die Forschungen von Merkel und Wiltschko an Rotkehlchen, die bei ihrer Orientierung im Magnetfeld noch Felddifferenzen im Bereich von 0,40 und 0,57 Gauß unterscheiden, wie auch Versuche mit Tauben, die Feldschwankungen zwischen 0,460 und 0,465 Gauß (!) registrierten.[14]

Auch die früher Duftstoffmolekülen zugeschriebene Signalwirkung bei Schmetterlingen über Kilometer Distanz ist nach neueren Erkenntnissen auf elektromagnetische Information zurückzuführen. Untersuchungen von Dijkgraaf und Kalmijn zeigten, daß die sogenannten „Lorenzinischen Ampullen" bei Fischen als Elektrorezeptoren noch ein elektromagnetisches Feld von einem hundertmillionstel Volt pro cm (10^{-9} Volt/cm!) registrieren.[15] Nach Popp ist unter Umständen ein einziges Photon – wenn im Energiezustand und in der Frequenz passend! – in der Lage, eine ganze Kette von Reaktionen zu triggern. (Dies wird noch nach Besprechung der dissipativen Strukturen nach Prigogine verständlicher.)

Der gelegentliche Einwand also, daß die Feldstärke derartiger Signale zu gering sei, um Effekte auszulösen und die Signale im allgemeinen Rauschen untergingen, ist hiernach und seit Prigogines Arbeiten über dissipative Strukturen und sowie nach den Untersuchungen von C. Smith (Salford University) nicht mehr stichhaltig, zumal wenn es sich um kohärente Strahlung handelt.

Wir können wohl davon ausgehen, daß der *elektromagnetische Informationstransfer* an den Regelkreisen zumindest die gleiche Bedeutung hat wie die nervale oder biomolekulare. Dies bedeutet, daß *eine ständige Kommunikation der Zellen, oder ganz allgemein der Systeme* und *Subsysteme in unserem Organismus, über oszillierende elektromagnetische Felder erfolgt.*

Für diese Formen der Informationsübertragung werden natürlich keinerlei „Leitbahnen" benötigt. Die in dem eben gezeigten Regelkreismodell graphisch dargestellten Informationsübertragungswege zum oder vom Regler müssen also keineswegs ein morphologisches oder anatomisches Substrat zur Grundlage haben! Für den elektromagnetischen Informationstransfer haben die gezeichneten „Kanäle" nur symbolischen Charakter.

3.5 Feld und Resonanz

Da in unserer chemisch-pharmakologisch orientierten Ausbildung physikalische Grundlagen meist vernachlässigt werden, soll hier noch kurz auf die Begriffe Feld, Oszillation und Resonanz eingegangen werden.

Wegen der brillanten und verständlichen Formulierung seien zunächst die Definitionen Rupert Sheldrakes angeführt: „Felder sind nichtmaterielle Einflußzonen physikalischer Größen" und „Felder sind das Medium von Fernwirkungen; über Felder können Dinge aufeinander einwirken, ohne in direktem materiellen Kontakt miteinander zu stehen." Weiter: „Die Felder sind von unbestreitbarer physikalischer Wirklichkeit . . ." und „Felder haben etwas Kontinuierliches und Ganzheitliches."[16] An derzeit bekannten (allgemein akzeptierten) Feldern existieren 1. das Gravitationsfeld, nach Einstein identisch mit der Raumzeit, 2. das elektromagnetische Feld sowie 3. die Quantenfelder oder Materiefelder (auf die noch bei der Besprechung quantenmechanischer Phänomene eingegangen wird).

Nun zum Begriff Resonanz, von lat. resonare = zurücktönen, widerhallen, primär also ein akustischer Begriff. Voraussetzung für das Auftreten eines Resonanzphänomens ist die Existenz eines Mediums bzw. eines Feldes zur Übertragung der Fernwirkung. Bei den akustischen Resonanzphänomenen ist dieses Medium meist die Luft, bei den elektromagnetischen Phänomenen eben das elektromagnetische Feld. In der Elektrotechnik versteht man unter Resonanz das Mitschwingen eines Schwingungskreises mit einem erregenden Sender. Voraussetzung ist neben der Existenz des für die Fernwirkung verantwortlichen elektromagnetischen Feldes, daß die durch Kapazität und Induktivität bestimmte Eigenfrequenz der Schwingungskreise übereinstimmt (in völliger Analogie zu den aus der Akustik allgemein bekannten Phänomenen). Beim Rundfunkempfang z.B. wird die Resonanz zum Abstimmen eines Empfängers auf einen Sender ausgenutzt. Allgemein physikalisch ausgedrückt ist Resonanz das Mitschwingen von Systemen (mit schwach gedämpften Eigenschwingungen), wenn sie durch relativ schwache äußere Kräfte erregt werden, wobei die Frequenz der Eigenfrequenz des Systems gleich oder sehr ähnlich sein muß. Die Übereinstimmung oder Abgestimmtheit der Schwingungskreise oder Systeme ist also Voraussetzung für das Auftreten von Resonanzphänomenen. „Wär' nicht das Auge sonnenhaft, die Sonne könnt' es nie erschaun." (Goethe) Ohne Resonanz keine Wahrnehmung!

Auch die elektromagnetische Fernwirkung oder elektromagnetische Informationsübertragung erfolgt also ausgehend von einem schwingenden System (Sender, Oszillator) über ein mitschwingendes (oszillierendes) Feld auf ein anderes schwingungsfähiges System (Resonator).

Resonanz und Interferenz (siehe in späteren Kapiteln) sind die wesentlichen Eigenschaften von Wellen aller Art, von oszillierenden Feldern.

Für den Informationstransfer im Organismus von besonderer Bedeutung ist – wie schon erörtert – das elektromagnetische Feld, evtl. in Kombination mit Quantenfeldern.

Es ist durchaus verständlich, daß unsere an morphologischen Strukturen und an biochemischen Prozessen orientierte Medizin bisher kaum rein energetische Prozesse zur Kenntnis genommen hat.

Damit wird aber ein ungeheuer weiter Bereich physikalisch-biologischer Gegebenheiten aus den Denkmodellen und damit auch aus der praktischen Nutzung ausgesperrt.

Soweit kybernetisches Prozeßdenken bisher in unsere Medizin Eingang gefunden hat, beschäftigt es sich allenfalls mit Regelprozessen im biochemischen oder nervalen Bereich.

Wie zuvor schon erwähnt, muß aber Information nicht an Materie gebunden sein.

Nicht an Materie gebundene Information wird im allgemeinen als elektromagnetisches Signal (Quanten, Photonen) übertragen. Störungen bei dieser Art des Informationstransfers sind naturgemäß nur indirekt und in ihrer Auswirkung erfaßbar, soweit sie nämlich morphologische Strukturveränderungen zur Folge haben. Oder aber sie unterliegen der häufigen Fehldeutung als „psychogene Störung".

Aus eventuellen morphologisch-anatomischen Veränderungen – einschließlich der chemischen Analyse von Körpersäften – somit Rückschlüsse ziehen zu wollen auf das Wesen der Krankheit, ist ähnlich der Suche nach defekten Lötstellen bei atmosphärisch gestörtem Radioempfang.

3.6 Entstehung elektromagnetischer Feldoszillation – auch im Organismus

Daß alle biologischen Vorgänge infolge der Bewegung der elektrischen Ladungsträger mit typischen Oszillationen des elektromagnetischen Feldes verbunden sind, entspricht den Gesetzen der Elektrodynamik und ist für den Elektrotechniker eine Binsenweisheit. Auch die Medizin bedient sich in einigen Fällen dieser Tatsache, beispielsweise bei EKG, EMG und EEG. Schließlich stammen diese Erkenntnisse aus der Elektrodynamik des vorigen Jahrhunderts. Zur Darstellung kommen hier aber nur aus Interferenzen und Modulationen resultierende Signale in einem sehr niedrigen Frequenzbereich, also ein minimaler Ausschnitt des Spektrums tatsächlicher elektromagnetischer Feldoszillation. Völlig vernachlässigt werden z.B. die aus der Resonanzfrequenz der Zellmembranen resultierenden – oben bereits erwähnten – Signale im Mikrowellenbereich und die von Popp und seinen Mitarbeitern nachgewiesene, von der DNA ausgehende ultraschwache Photonenluminiszenz im sichtbaren Bereich.

Da der Informationstransfer über elektromagnetische Feldoszillation in unserer Medizin bisher völlig vernachlässig wurde, scheint es erforderlich, auf die physikalischen Voraussetzungen und die prinzipielle Entstehung elektromagnetischer Signale etwas näher einzugehen:

Ausgang elektromagnetischer Oszillation ist gewöhnlich ein Schwingungskreis, bestehend aus Kapazität und Induktivität.

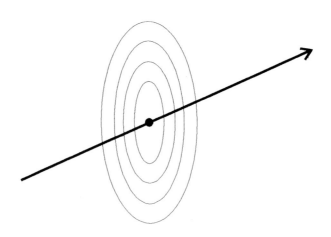

Abb. 2: Magnetisches Feld. Es entsteht jeweils um eine bewegte elektrische Ladung.

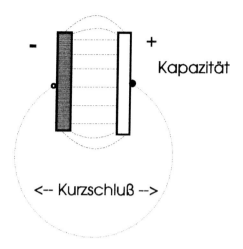

Abb. 3: Elektrisches Feld. Es entsteht zwischen unterschiedlichen elektrischen Ladungen (z.B. different geladenen Kondensatorplatten).

Zur kurzen physikalischen Rekapitulation: Man stelle sich zunächst das Schaltbild eines einfachen Kondensators vor: Zwischen dessen unterschiedlich geladenen Platten besteht ein elektrisches Feld. Werden diese Kondensatorplatten nun durch einen Leiter kurzgeschlossen, versuchen sich die unterschiedlichen Ladungen auszugleichen; es kommt zu einem Elektronenfluß im Leiter. Die Folge ist, daß um diesen Leiter ein Magnetfeld entsteht (ein magnetisches Feld entsteht bekanntlich immer, wenn elektrische Ladung bewegt wird). Dieses Magnetfeld nun induziert im Leiter wieder einen Elektronenstrom, der zu erneuter Aufladung des Kondensators führt – jetzt mit umgekehrter Polarität –, wobei zwischen den Platten erneut ein elektrisches Feld aufgebaut wird. Anschließend fließen die Elektronen im Leiter wieder zurück, was zu erneuter Selbstinduktion über das magnetische Feld führt und so fort.

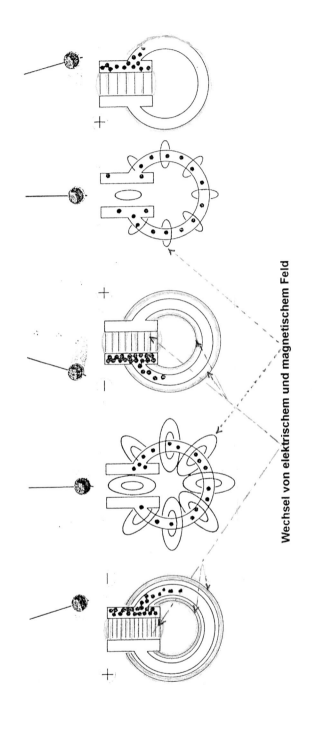

Abb. 4: Oszillierender Schwingungskreis. Oszillation und Feldstärke infolge der Dämpfung – abhängig von der Resonatorgüte – allmählich abklingend.

Natürlich verursacht der Verlustwiderstand des Leiters ohne erneute Energiezufuhr eine Dämpfung des Hinundherschwingens.[17] Die Frequenz, mit der die Elektronen hin und her pendeln, und damit auch die *Frequenz* der umgebenden elektromagnetischen Feldoszillation, ist abhängig von der Kapazität und Induktivität des Schwingungskreises und damit *typisch für diesen Schwingungskreis.*

Wenn man einen solchen sogenannten „geschlossenen Schwingungskreis" öffnet, indem man die Kondensatorplatten voneinander entfernt (man beachte die damit verbundenen Feldlinienveränderung des elektrischen Feldes!), entsteht ein *offener Schwingungskreis*, ein sogenannter *Dipol*.

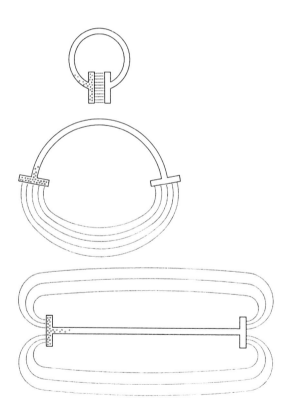

Abb. 5: Vom geschlossenen Schwingungskreis zum Dipol.

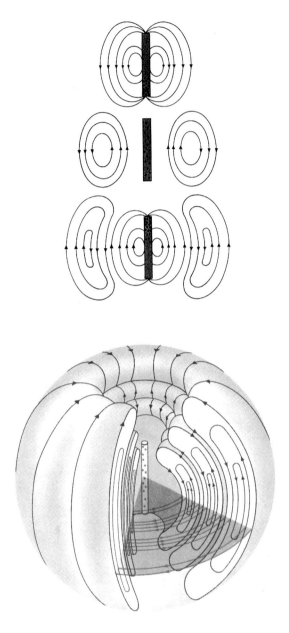

Abb. 6: Vom geschlossenen Schwingungskreis zum Dipol. Bei hoher Frequenz Ablösung elektromagnetischer Felder vom oszillierenden Dipol.

Das Besondere an diesem offenen Schwingungskreis ist, daß sich bei höherer Frequenz elektrische Teilfelder vom Leiter ablösen können, sozusagen abnabeln und in den Raum wandern. Schwingende Dipole senden also elektromagnetische Signale aus.

So ein Dipol strahlt zunächst ganz gleichförmige Wellen ab, die in einer sogenannten Sinuskurve dargestellt werden können.

Was aber passiert, wenn mehrere solcher Sinuswellen unterschiedlicher Wellenlänge (oder Frequenz) aufeinandertreffen? Es kommt zur sogenannten *Interferenz*, dem zweiten wesentlichen Charakteristikum von Wellen ganz allgemein.

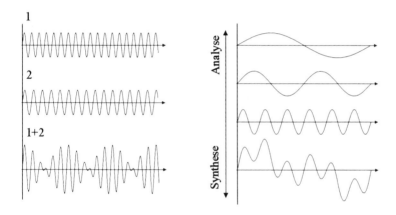

Abb. 7: Interferenz. Durch Überlagerungen entstehen neue Schwingungsmuster.

Durch die räumlich-zeitliche Überlagerung verschiedener Wellen kommt es zu Veränderungen der Wellenmuster, es entstehen Interferenzen. Ein klassisches Beispiel für solche Interferenzen zeigt die Beobachtung des Wellenspiels, wenn man zwei Steine ins Wasser wirft. Dort, wo die ringförmig sich ausbreitenden Wellen sich treffen, können neue Strukturen beobachtet werden, beispielsweise Auslöschphänomene durch das Zusammentreffen von Wellenberg und Wellental oder aber Addition der Amplituden durch zwei Wellenberge. Je mehr Wellenzüge miteinander interferieren, umso komplexer werden die entstehenden Interferenzmuster. Ein paar Bilder mögen die ungeheuer vielfältigen Möglichkeiten solcher Schwingungsmuster aufzeigen. Durch die Überlagerung von Sinusschwingungen unterschiedlicher Frequenz entstehen völlig neue, aber für die Überlagerung dieser (primären) Schwingungen absolut typische Oszillationsmuster.

Die Spektralanalyse bedient sich bekanntlich der Möglichkeit, aus diesen typischen Emissionsmustern deren Absender zu erkennen.

Genutzt wird diese Möglichkeit derzeit aber lediglich für das Erkennen der Atome von Elementen, die in einen sogenannten „angeregten Zustand" gebracht wurden. Wir können aber davon ausgehen, daß jedes Molekül (durch die Bewegung seiner Ladungsteilchen – „Plasmaschwingung") einen ganzen Komplex offener Schwingungskreise darstellt, die durch Interferenzen jeweils für sie typische Oszillationsmuster – also molekültypische Informationen – ergeben.

Nun müssen zwar die hier geschilderten Gesetze der Elektrodynamik für den *sub*atomaren Bereich mit Hilfe der Quantentheorie korrigiert werden, da sie im Atom nicht gültig sind. Gewisse vermeintliche Ungereimtheiten in diesem Modell können heute erklärt werden mit den Kink-Schwingungen, wie sie durch Resonanzkoppelung zwischen den Schwingungen der Elektrohüllen von Molekülen und den der Atome in Molekülen entstehen, den sogenannten Solitonen. Wie schon gesagt ist der Einwand, daß die Feldstärke derartiger Signale zu gering sei, um Effekte auszulösen und die Signale im allgemeinen Rauschen untergingen, seit Prigogines Arbeiten über dissipative Strukturen und nach den Untersuchungen von C. Smith (Salford University) nicht mehr stichhaltig, zumal wenn es sich um kohärente Strahlung handelt.

Statt der anschaulichen, zuvor geschilderten klassischen elektrodynamischen Erklärung für die Entstehung elektromagnetischer Feldoszillation gibt es auch noch eine moderne und vereinfachtere Version, etwa wie sie Paul Davies darstellt: „Eine elektrische Ladung ist von einem Feld umgeben. Wird der Ladungsträger bewegt, muß sich das Feld der jeweils neuen Position anpassen. Das geschieht aber nicht unmittelbar, denn die Relativitätstheorie läßt nicht zu, daß eine Information sich schneller als mit Lichtgeschwindigkeit ausbreitet. Mit anderen Worten, die weiter außen liegenden Regionen des Feldes erfahren erst mit einer gewissen Verzögerung von der Ortsveränderung der Ladung, nämlich frühestens nach der Zeitspanne, die das Licht für die Überbrückung des Abstands zwischen Teilchen und entlegener Feldregion benötigt. Daraus folgt, daß das elektrische Feld in seinem gleichmäßigen Aufbau gestört wird, da die nahen Feldregionen sich rascher an die Bewegung der elektrischen Ladung anpassen können als die weiter entfernten Zonen. So entsteht ein elektromagnetischer Buckel, der sich mit Lichtgeschwindigkeit fortpflanzt. Dieser Buckel trägt etwas von der Energie des geladenen Körpers in den umgebenden Raum hinaus. Wenn der Ladungsträger hin und her bewegt wird, gerät das ganze Feld in Schwingung, und der Buckel wird zu einer elektromagnetischen Welle." Soweit Paul Davies.[18]

Wesentliche und charakteristische Eigenschaft oszillierender elektromagnetischer Felder – wie ja von Wellen aller Art! – ist die Fernwirkung durch Resonanzphänomene, das heißt die Möglichkeit, andere Systeme, andere Schwingungskreise zum Mitschwingen anzuregen.

Soviel zur Entstehung und Wirkung elektromagnetischer Signale auch im Organismus.

Nun wurde vielfach die Meinung vertreten, daß es sich bei diesen elektromagnetischen Feldoszillationen (jeweils typisch für bestimmte biologische Vorgänge) sozusagen um Abfallprodukte dieser elektrobiologisch-chemischen Vorgänge handelt. Aber selbst dann wäre es naheliegend, diese Feldoszillationen für die Diagnostik zu nutzen.

Es soll aber gezeigt werden, daß diese elektromagnetischen Signale keineswegs nur den Charakter eines Abfallproduktes haben, sondern Informationscharakter auf der Steuerungsebene.

Übrigens haben wir hier ein typisches Beispiel, wie das in der Medizin noch immer vorherrschende lineare Kausalitätsdenken der klassischen Mechanik zu Fehlinterpretationen führt. Das lineare Kausalitätsprinzip würde nahelegen, daß die elektromagnetische Feldoszillation als Wirkung ihre Ursache in den elektrochemischen Prozessen hat. Tatsächlich aber ist bei den für biologische Systeme typischen Rückkoppelungs- oder Kreisprozessen vielfach nicht mehr möglich zu entscheiden, was Ursache ist und was Wirkung, was Henne ist und was Ei. Das heißt die „produzierte" elektromagnetische Feldoszillation kann durchaus wieder Ursache sein – im Sinne eines Steuerungsprozesses – für morphologische Vorgänge auf molekularer oder zellulärer Ebene.

3.7 Lineares Denken, Monokausalität – ein Vorgriff auf Kapitel 5

Zu den eingangs erwähnten, auf den veralteten Modellen des vorigen Jahrhunderts beruhenden Grundlagen unserer Medizin gehört auch das Prinzip der Monokausalität. Das heißt, man geht davon aus, daß eine bestimmte Ursache eine definierte Wirkung erzeugt bzw. daß aus einer bestimmten Wirkung auf eine ganz bestimmte Ursache geschlossen werden kann. Diese auf den fiktiven Modellen der klassischen Mechanik beruhenden Vorstellungen sind keineswegs erst durch die Erkenntnisse der Chaosforschung obsolet. Bereits vor über 50 Jahren nannte der Physiker Baege (nach Frederic Vester) „das Kausalgesetz, nach dem jede Wirkung *eine* Ursache hat, einen Pharmazeutenstandpunkt, der nicht mehr aufrecht zu erhalten ist."[19]

Ohne Zweifel bildet das hieraus (und aus der aristotelischen Logik) resultierende tief verwurzelte Entweder-oder-Denken einen der wesentlichen Hemmfaktoren in der ätiologischen Aufklärung chronischer Erkrankungen. Fundierte Ergebnisse wissenschaftlicher Forschung werden jeweils wieder verworfen, wenn andere Untersucher bei einem vermeintlich identischen Untersuchungsgut und bei vermeintlich identischen Parametern zu unterschiedlichen Ergebnissen kommen – ja kommen müssen.

Auf dieses Entweder-oder-Denken und seine mögliche Alternative des „Sowohl-als-auch" wird später bei den Konsequenzen der Quantenmechanik noch eingegangen werden.

Wir müssen uns einfach klarmachen, daß grundsätzlich verschiedenste Faktoren durch Störung oder Blockade von Regelkreisen den Zusammenbruch der Regulationsfähigkeit des Organismus verursachen können, und wir müssen uns auch klarmachen, daß **nicht kausalanalytisches Vorgehen** uns Einblick verschafft in die Entstehungsmechanismen chronischer Krankheiten, sondern **das Erkennen und Aufdecken von Vernetzungen und Wechselwirkungen in biologischen Systemen.**

„In der Realität hat jede Ursache viele Wirkungen und jede Wirkung viele Ursachen." (So der Biochemiker und Systemtheoretiker Frederic Vester in seinem Werk „Neuland des Denkens"):

Also Plurikausalität!

Daß linear-kausale Denkansätze für die Beobachtung und Beschreibung der Wirklichkeit, insbesondere biologischer Prozesse, ungeeignet sind, resultiert aus allen modernen physikalischen Modellen (der Quantenmechanik wie der Chaosforschung). Die vor allem in der Medizin lange gehegten und gepflegten Vorstellungen einer einfachen Ursache-Wirkungs-Beziehung, einer linearen Kausalität und damit einer Monokausalität sind irreal. Wir werden uns daher mit einem revidierten Kausalitätsbegriff – der vernetzten Kausalität oder zirkulären Kausalität, also nicht-linearer Kausalität – im Kapitel 5 nochmals beschäftigen müssen.

4 Das kybernetische Krankheitsprinzip

Wir kamen im vorgehenden Kapitel bereits zu dem Schluß, daß Gesundheit kybernetisch zu definieren wäre als das einwandfreie Funktionieren unserer autonomen Erkennungs- und Korrektursysteme, also unserer Regelkreise.

Und entsprechend wäre chronische Krankheit zu definieren als Regelkreisstörung.

Es ist hier ausdrücklich von *chronischen Krankheiten* die Rede. Was unterscheidet nun eigentlich chronische Krankheiten von akuten außer dem Zeitfaktor? Sind chronische Störungen wirklich nur ein Persistieren von Symptomen einer akuten Krankheit?

Akute Krankheit im kybernetischen Modell könnte als die biologisch zunächst meist *sinnvolle Reaktion des Organismus* auf Verletzung seiner Integrität definiert werden. (Dies widerspricht nicht der Möglichkeit gelegentlicher dramatischer Entgleisung dieser sinnvollen Reaktion.)

Völlig anders ist die chronische Erkrankung zu sehen: Hier ist der sinnvolle Reaktionsablauf, die Regulationsfähigkeit gestört.

Wodurch aber kann die normale Regulationsfähigkeit gestört werden?

Auch hier handelt es sich um ein grundsätzliches Problem, das keineswegs auf den menschlichen Organismus beschränkt ist. Zunächst natürlich kann eine *abnorme Störgröße* den Regelkreis einfach überfordern, eine Diskrepanz also zwischen den Außeneinflüssen und der Auslegung des Regelkreises. In einem solchen Fall wird man natürlich auf diese Störgrößen selbst hemmend einzuwirken suchen.

Das ist im wesentlichen ja auch das Konzept unserer Medizin etwa bei der Antibiotikatherapie. Hier wird versucht, die Störgröße durch eine Verringerung der Erregerzahl zu minimieren. Gegen dieses Konzept ist prinzipiell nichts einzuwenden, wenn die Regelkreisstörung tatsächlich auf einem Überwiegen der Störgröße beruht. Aber gerade dies ist zwar gelegentlich bei einer akuten Erkrankung mit dramatischem Verlauf der Fall, nicht aber bei chronischen Erkrankungen.

Wenn die Behauptung, daß bei chronischen Erkrankungen im allgemeinen **keine** abnorme Störgröße vorliegt, zunächst unbegründet erscheint, so sei daran erinnert, daß auch nach unseren herkömmlichen Erkenntnissen die Störfaktoren – soweit bekannt – erstaunlich und unverständlich gering erscheinen. So wird bei (angenommenen) subklinischen Intoxikationen ein eventueller kausaler Zusammenhang mit bestimmten Erkankungen vielfach mit den Hinweis auf das Massenwirkungsgesetz abgelehnt. (Völlig zu recht nach dem alten morphologischen Paradigma! Aber völlig unhaltbar – wie sich zeigen wird – im kybernetischen Modell!)

Wenn also nahezu alle chronischen Erkrankungen relativ geringe Störgrößen aufweisen, haben wir die Ursache der Regelkreisstörung in anderen Faktoren zu suchen.

Wir erinnern uns an die Definition Vesters: Jeder Regelkreis ist zunächst einmal ein in sich geschlossener ständiger Kreislauf von Informationen.

Somit ist eine Regelkreisstörung – ganz allgemein und mit einem Begriff aus der Nachrichtentechnik gesprochen – eine Störung des Transinformationsflusses.[20]

Was aber kann unseren „Transinformationsfluß" (oder den Informationstransfer) stören?

Damit nähern wir uns der eigentlichen Ätiologie im kybernetischen Krankheitsmodell.

Der Informationstransfer kann grundsätzlich gestört werden durch alles, was Informationsübertragung blockiert oder Informationen verfälscht („Störquellen" – nicht zu verwechseln mit „Störgrößen"!).

Diese – wie es scheint – unüberschaubare Flut von möglichen Noxen läßt sich für ein eventuelles diagnostisches und therapeutisches Vorgehen recht gut systematisieren, in wenigen Gruppen zusammenfassen.

Am folgenden Regelkreisschema sind die in Frage kommenden Gruppen von Störfaktoren aufgezeichnet.

Die Reihenfolge der Aufzählung soll keinesfalls eine Hierarchie der Störpotenz ausdrücken. Es wird vielmehr gezeigt werden, daß die einzelnen Störfaktoren im Grunde gleichwertig sind.

Ist der Transinformationsfluß eines Regelkreises unterbrochen, so ist es für die Auswirkung zunächst einmal gleichgültig, wodurch die

Die möglichen Störeinflüsse auf die Regelung im Organismus

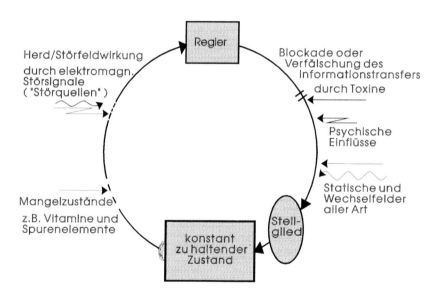

Abb. 8: Mögliche Störeinflüsse auf die Regelung im Organismus (von genetischen und traumatischen Faktoren abgesehen).

Unterbrechung erfolgt. Und wenn eine Information durch Verfälschung den Informationscharakter verloren hat, ist es für die Art der Auswirkung ebenfalls gleichgültig, wodurch die Verfälschung auftrat. Das heißt, die resultierende Symptomatik ist abhängig vom betroffenen Regelkreis, aber unabhängig von der jeweiligen Ursache. Dagegen ist für ein therapeutisches Vorgehen – wie später zu zeigen sein wird – die eigentliche Ursache von außerordentlicher Wichtigkeit.

Bereits in dieser Konsequenz liegt eine wesentliche Abweichung vom klassischen medizinischen Paradigma.

Im folgenden sollen rein theoretisch die möglichen Störfaktoren aufgezählt werden. Die Übertragung des theoretischen Modells und Überprüfung an praktischen Beispielen wird in späteren Kapiteln erfolgen.

Zunächst also könnten Mangelzustände verantwortlich sein. Mangelzustände, die infolge Fehlens von Substanzen entweder direkt den Informationstransfer beeinträchtigen oder indirekt die Produktion informationsübertragender Botenstoffe verhindern. Hier ist in erster Linie an Vitamin- und Spurenelementemangel zu denken. Darunter leidet natürlich im wesentlichen die Informationsübertragung, die durch Biomoleküle der Transmittersubstanzen erfolgt.

Dann wären die von einem „Herd" (synonym besser: „Störfeld") ausgehenden elektromagnetischen Störimpulse zu nennen, die durch Vorspannung oder Impulsmuster die afferenten oder efferenten Signale verfälschen.

Von außerordentlicher Bedeutung dürften die Informationsblockaden durch Ein- oder Anlagerung von Toxinen unterschiedlichster Art sein. – Ein geläufiges therapeutisches Verfahren unserer derzeitigen Medizin ist ja die bewußte und gewollte Blockade von Informationsübertragung durch die Rezeptorenblocker! – Hier interessiert aber die nicht die iatrogene Regelkreisblockade, sondern die z.T. katastrophal schwerwiegende Blockade durch Resttoxine aus Infekten – auch latent durchgemachten – oder aber die subklinische Intoxikation mit Schadstoffen. Übrigens ist bei den Toxinen auch noch an eine informationsverfälschende Wirkung durch Signalüberlagerung zu denken (Frequenz- oder Amplitudenmodulation).

Die Bedeutung des Einflusses der Psyche auf die Regelfunktionen des Immunsystems ist ja durch die jüngsten Untersuchungen der Psycho-Neuroimmunologie allgemein bekannt geworden. Wir können aber davon ausgehen, daß alle unsere Regelkreise (wenn auch noch nicht durch so umfangreiche Untersuchungen dokumentiert) durch die Psyche in gleicher Weise beeinflußt werden. Man denke nur an den Einfluß von Angst auf die Darm- und Herztätigkeit.

Schließlich seien noch die Einflüsse von elektrischen und magnetischen Feldern erwähnt. In diesen Bereich dürften auch die sogenannten „geopathischen Störungen" gehören. Von H. König – TU München – gibt es umfangreiche Untersuchungen und Veröffentlichungen über die biologische Wirkung solcher Felder.[21]

Der Vollständigkeit halber sollten natürlich auch noch die traumatischen und genetischen Defekte als mögliche Noxen für unsere Regelkreise erwähnt werden.

Alle die hier aufgeführten *unterschiedlichen Faktoren* können grundsätzlich an einem Regelsystem durch dessen Ausfall die *gleichen Symptome* verursachen. Daraus folgt: Plurikonditionalität!

Es ist prinzipiell für die Symptomatik gleichgültig, ob unsere Regelkreisstörung z.B. am Reizbildungs-/Reizleitungssystem des Herzens von elektromagnetischen Impulsen eines Narbenstörfeldes herrührt, durch Streptolysin oder von Resttoxinen eines Coxsackie-Infekts oder von Cadmium oder PCB.

Dies entspricht übrigens auch auf morphologischem Sektor beispielsweise den Beobachtungen der Immunologen, wonach die unterschiedlichsten Toxine Immunkomplexbildungen induzieren können.

Umgekehrt kann aber auch das *gleiche Toxin* an den verschiedensten Regelkreisen (je nach zusätzlicher Schädigung) wirksam werden und *unterschiedlichste Symptome* verursachen.

Daher scheint es im kybernetischen Ansatz müßig, eine Aufstellung bringen zu wollen, welche Erkrankung beispielsweise durch subchronische Intoxikation mit Cadmium und welche etwa durch Trichloraethylen oder PCB entsteht.

Ähnlich unsinnig auch die Frage, welchen prozentualen Anteil ein bestimmtes Toxin an einer bestimmten Krankheit hat. Derartige monokausale Vorstellungen sind aus kybernetischer Sicht überholt.

Man wird hier übrigens auch in der Rechtsprechung neue Wege gehen müssen, um der Plurikausalität bei der Anwendung des Verursacherprinzips Rechnung zu tragen.

Chronische Krankheit ist also grundsätzlich Ausdruck gestörter Regelkreisfunktion, wobei die Störung Informationsblockade oder -verfälschung sein kann. Natürlich ist bei dieser Regelkreisstörung auch eine Assoziation mit morphologisch-strukturellen Zellveränderungen möglich, also dem, was wir herkömmlicherweise als das eigentliche Wesen der Krankheit ansehen. Der im alten, morphologischen Paradigma gemachte Fehler der Einschätzung von morphologischen Strukturveränderungen als das Wesen der Krankheit gleicht in etwa der Meinung, das zertrümmerte Auto an der Straßenecke sei der Unfall. Aber hier würde bereits der sogenannte gesunde Menschenverstand feststellen, daß es sich dabei um die materielle (oder „morphologische") Unfall**folge** handelt. Der Unfall selbst beruht im allgemeinen auf irgendeiner Form der Steuerungsstörung.

Auch im klassischen Paradigma besteht die Auffassung, daß morphologische Prozesse auf zellulärer oder molekularer Ebene einer subtilen Steuerung unterliegen, deren Ausgang die Codes der DNA-Sequenzen bilden. Entgleisungen und Entartungen beruhen also auch hier auf Störung der Steuerung.

Nur wird im kybernetischen Modell diese Steuerung wesentlich komplexer gesehen, vor allem auch in Abhängigkeit von Rückkoppelungsprozessen und Vernetzungen der Systeme, die eine lineare Kausalität verhindern.

Im kybernetischen Modell rücken die Regelprozesse und ihre Störungen in den Vordergrund des Interesses.

Nach dem Vorangegangenen wird das Verständnis des Unterschieds von Steuerung und Regelung eines Systems keine Schwierigkeit mehr bereiten: Unter Steuerung versteht man, wenn einem System das Ziel (oder der Soll-Wert) von außen gesetzt wird und auch die Art und Weise, dieses Ziel zu erreichen, von außen dirigiert wird. Bei der Regelung wird ebenfalls der Soll-Wert einem System von außen auferlegt, aber das System sorgt selbst durch Veränderung seines Verhaltens für das Erreichen des Soll-Werts (mit Hilfe der oben geschilderten negativen Rückkoppelung). Regelung ist also die Selbststeuerung eines Systems.

Beispiel für Steuerung: Die gewünschte Temperatur eines Raumes (der Soll-Wert) beträgt 20° C, die tatsächliche Temperatur (Ist-Wert) aber 15° C. Zur Erreichung des Soll-Werts von 20° C muß nun über einen entsprechenden Zeitraum ein Elektrostrahler eingeschaltet werden.

Demgegenüber entspricht die **Regelung** der Raumtemperatur dem früher geschilderten Prinzip, wonach vom Thermometer als „Ist-Wertfühler" der „Ist-Wert" der tatsächlichen Temperatur dem Regler mitgeteilt wird, dort die Abweichung vom Soll-Wert erkannt und ein Steuerbefehl an das „Stellglied" Brenner gegeben wird und von dem aus als „Stellgröße" die Erhöhung der Temperatur erfolgt (also automatisch und ohne Einwirkung von außen).

Dieser Unterschied zwischen Regelung und Steuerung eines Systems ist für die verschiedenen diagnostischen und therapeutischen Ansatzmöglichkeiten von Bedeutung.

Ein weiteres kybernetisches Modell soll nun vorgestellt werden, das m.E. eine logische Konsequenz des kybernetischen Ansatzes darstellt und auch das Verständnis für manche bisher kaum einzuordnende Beobachtung erleichtert, das

4.1 „Modell der prämorbiden Kompensationsfähigkeit von Regelkreisstörungen im Organsimus"[22]

In der Technik ist es üblich, besonders wichtige oder besonders gefährdete Regelkreise gegen Störung mehrfach abzusichern durch Ersatzregelkreise und zusätzliche Signalübermittlungswege, die im Falle eines Ausfalls automatisch in Funktion treten. Wir können davon ausgehen, daß die Natur sich ebenso hilft.

So gut wie alle unsere technischen Errungenschaften sind ja – wie wir allerdings erst nach deren Entwicklung erfassen und beobachten können – in der Natur bereits vorhanden. Aus dieser Erkenntnis resultiert beispielsweise auch der Wissenschaftszweig Bionik.

Auf dem folgenden Bild ist die Kompensationsfähigkeit der Regelkreise durch mehrfache afferente und efferente Leitbahnen (besser: „Kanäle") dargestellt.

Nehmen wir in unserem Modell an, der Informationsübermittlungs-

Modell der
praemorbiden Kompensationsfähigkeit
von Regelkreisstörungen im Organismus

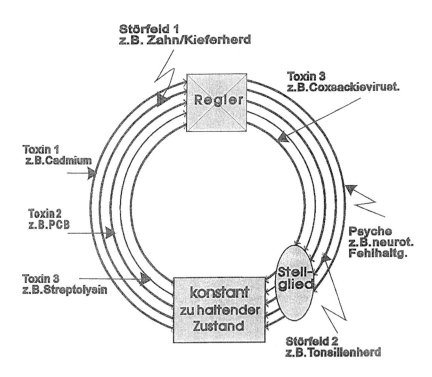

Abb. 9: Erst die Störung und Erschöpfung **sämtlicher** kompensativer Informationsübertragungskanäle oder/und Regelzentren führt zum Zusammenbruch der Regelfunktion und damit zum erstmaligen Auftreten entsprechender Symptomatik!

kanal I (in der als oder gemessene Ist-Wert dem Regler zugeleitet werden sollte) sei durch Cadmiumeinlagerung blockiert. Was passiert?

Nichts! Denn Kanal II übernimmt die Funktion. Mit anderen Worten: Der Organismus kann die Störung kompensieren. Nehmen wir weiter an, Kanal II sei durch von einem Kiefer- oder Tonsillenherd ausgehende elektromagnetische Impulse gestört. Was passiert nun?

Wieder nichts; denn jetzt übernimmt Kanal III den Informationstransfer. Aber irgendwann werden die Möglichkeiten erschöpft sein, der Organismus kann nicht mehr kompensieren, der Regelkreis oder das Regelsystem bricht zusammen. Und damit kommt es zum erstmaligen Auftreten einer entsprechenden Symptomatik!

Dies dürfte in der Praxis die Erklärung sein, warum z.B. ein Patient, bei dem seit mehr als zehn Jahren ein (asymptomatischer) Zahnherd besteht, nun plötzlich – vielleicht im Anschluß an einen Infekt oder eine geringfügige Kontusion – an einem therapieresistenten Schulter-Arm-Syndrom leidet oder paroxysmalen Tachykardien und warum dieser Patient nach Beseitigung des Zahnherds sofort beschwerdefrei wird: Der Zahnherd – und damit die von ihm ausgehende Belastung der Regelkreise – bestand schon lange, konnte aber *kompensiert* werden, bis weitere *hinzukommende Noxen* schließlich zum *Zusammenbruch der Regelfähigkeit* führten.

Es wäre hier also unangebracht, vom Zahnherd als *der* Ursache des Schulter-Arm-Syndroms oder der Rhythmusstörung zu sprechen. Vielmehr handelt es sich um *einen* der plurikausalen Faktoren.

So werden wir bei jeder chronischen Erkrankung eine bunte Palette von (Teil-)Ursachen finden. Und je nachdem, worauf der Untersucher gerade den Schwerpunkt seiner Beobachtung richtet, wird er bei nur monokausalen Denkkategorien eine andere Ursache finden, was dann zu dem bekannten diagnostischen Dilemma führt.

Und es scheint auch verständlich, warum zuweilen in der Praxis im Anschluß an eine Sanierung zwar Beschwerdefreiheit eintritt, aber nach Wochen oder Monaten dieselben Beschwerden wieder auftreten – nämlich dann, wenn bei weiter belasteten Regelkreisen eine neu hinzukommende Noxe – vielleicht nur ein Virustoxin oder psychischer „Streß" – zu erneuter Dekompensation führt, sozusagen das Faß zum Überlaufen bringt.

Derartige Beobachtungen mußten dann in der klassischen Medizin und im alten Paradigma zu der Überzeugung führen, daß die behaupteten Herd- und Störfeldprozesse keine wesentlichen ätiologischen Faktoren z.b. bei rheumatischen Erkrankungen darstellen. Die häufige vorübergehende Beschwerdefreiheit wird dann als Suggestionswirkung erklärt.

Die Herdtheorie in ihrer alten Form war zweifellos unhaltbar; in einer neuen kybernetischen Sicht, verstanden als vorwiegend elektrophysikalisches Phänomen, erlebt sie derzeit eine theoretische und praktische Renaissance.[23]

Mißerfolge in der Therapie – auch bei der Herdsanierung – kommen im allgemeinen dadurch zustande, daß der oder die Regelkreise zwar entlastet werden, aber bei noch bestehenden weiteren Störungen durch Hinzukommen vielleicht nur einer einzigen neuen Noxe wieder zusammenbrechen.

Die Konsequenz wäre, nicht nur die vordergründigen, sondern sämtliche faßbaren Störungen zu beseitigen, wobei natürlich die diagnostische Erfassung von Regulationsstörungen die Voraussetzung bildet.

Wie ein solches Diagnoseverfahren aussehen müßte, mit dem nicht nur die energetischen Komponenten von Regelkreisstörungen festgestellt und lokalisiert werden können, sondern auch die sie verursachenden Toxine und Störfeldimpulse, wird abschließend zu diskutieren sein.

Aus dem bisher vorgestellten kybernetischen Modell scheint sich zwingend für die Entstehung chronischer Erkrankungen zu ergeben: **Gleiche Noxen** (oder auch: dieselben Schadfaktoren) **können verschiedenste Symptomatik verursachen und verschiedenste Noxen können die gleichen Symptome und Erkrankungen bewirken.**

Eine Rangordnung der Noxen läßt sich im allgemeinen nicht erstellen; es besteht grundsätzliche Gleichwertigkeit.

Allerdings besteht durchaus eine Rangordnung hinsichtlich der gestörten Systeme und Subsysteme, wie von K. Beisch wiederholt aufgezeigt wurde.[24] (Diese Hierarchie der Störungen der einzelnen vernetzten Subsysteme resultiert auch aus der Tatsache, daß vielfach der Soll-Wert eines Regelkreises bereits das Produkt der Regelung eines anderen Regelkreises ist!)

Auch ein weiteres geläufiges, aber anders unverständliches Phänomen findet in diesem Modell seine Erklärung: die Tatsache nämlich, daß zuweilen die unterschiedlichsten Heilmethoden zu ähnlichen therapeutischen Erfolgen führen! Wenn nämlich *irgendeiner* der unser Regelsystem tatsächlich belastenden Faktoren eliminiert wird, wird in jedem Fall wenigstens vorübergehende Beschwerdefreiheit erzielt, gleichgültig ob die Kieferbeherdung saniert wird oder die enterale Mykose, ob eine Schadstoffdetoxikation vorgenommen wird oder die psychogene Belastung beseitigt.

Für die Zeitdauer bis zum Auftreten der Rezidive spielt es aber sehr wohl eine Rolle, wieviele der vorhandenen Störfaktoren beseitigt werden. Um diese Störfaktoren aber beseitigen zu können, müssen sie erst einmal diagnostiziert werden.

Und für ihre Diagnose wird ein Verfahren benötigt, das nicht erst die *morphologischen Veränderungen* in den Zell- und Gewebsstrukturen oder der Molekülanteile aufzeigt, sondern Einblick verschafft in die Steuerungsebene und in die *systemischen Zusammenhänge*.

4.2 Einzelobjekte, Nicht-Systeme, Systeme – Organe, Organismus und das Logentum in der Medizin – Der systemtheoretische Ansatz

„Die Fähigkeit, das Muster eines Systems zu erkennen, ist bei uns durch das Studium der Einzelteile, aus denen es zusammengesetzt ist, mehr und mehr verdrängt worden."

Mit diesem Satz Frederic Vesters, der nicht speziell auf unsere Medizin gemünzt war, ist eigentlich die ganze Misere der modernen Medizin beschrieben.

Die medizinische Forschung beruht nach wie vor fast ausschließlich auf dem reduktionistischen Ansatz, also auf der Vorstellung, daß komplexe Systeme durch Zerlegen in einfachere Teile beschrieben und erklärt werden können. Diese Form der Analyse kann zweifelsohne nützlich sein und hat auch in der Vergangenheit einige Erfolge gezeitigt.

Nun ist aber ein *System* dadurch gekennzeichnet, daß es mehr ist als nur die Summe seiner Teile. Wesentliche Eigenschaft ist die

Wechselwirkung und das sinnvolle Zusammenspiel seiner Teile. Dieses sinnvolle Zusammenspiel wird ermöglicht durch den *vernetzten* Aufbau seiner Teile. Da diese Venetzung keineswegs durch morphologische Strukturen erkennbar sein muß, sondern auch nur in einem Informationsaustausch bestehen kann, werden bei einem reduktionistischen Ansatz gerade die systemischen Bezüge übersehen.

Die Rückführung komplexerer Erscheinungen auf einfachere Betrachtungsebenen, also der Reduktionismus, wie er in der klassischen Physik üblich war, hat für die Medizin in der Zellularpathologie und Molekularbiologie seine Entsprechung. „Qualifizierter Reduktionismus hat sicher seinen Platz, aber wenn er behauptet, eine erschöpfende Darstellung der Natur geben zu können, dann sind falsche Ergebnisse und Verwirrung die Folge."[25]

Um die Funktion einer alten Taschenuhr zu erfassen, scheint es wenig sinnvoll, sie zunächst in ihre Teile zu zerlegen und festzustellen, daß die Rädchen aus einer Kupfer-Chrom-Nickel-Legierung bestehen!

Den menschlichen Organismus – wenn auch nur behelfsmäßig – als ein „Nicht-System" zu betrachten und mittels des reduktionistischen Ansatzes immer weiter in mikroskopische und submikroskopische Ebenen vorzudringen, immer mehr Wissen über statische Strukturen anzuhäufen, wird und kann nicht Pathomechanismen in der Funktion von Systemen, also im Kommunikationstransfer aufdecken. Und selbst wenn die Struktur eines Systems aufgeklärt scheint, wissen wir so gut wie nichts über sein Verhalten.

Obwohl den meisten Lesern sicher bekannt, sollen hier noch einige Grundlagen und Ergebnisse der Systemforschung besprochen werden. Diese gehen meist auf Ludwig von Bertalanffys „Allgemeine Systemtheorie" zurück.

Die Zitate sind wegen der Klarheit der Diktion vorwiegend aus Vesters „Neuland des Denkens" entnommen.

Zunächst zur Definition: Wie zuvor schon erwähnt, sind Systeme mehr als die Summe ihrer Teile. Systeme sind „organisierte Ganzheiten, deren Teile untereinander in vielfältigen Beziehungen stehen, und die selbst, als Ganze, mit anderen Systemen und allgemein mit ihrer Umwelt in zahlreichen Beziehungen verflochten sind."[26] „Die wichtigsten Eigenschaften eines Systems sind, daß es erstens aus mehreren Teilen bestehen muß, die jedoch, zweitens verschieden voneinander sind und, drittens nicht wahllos nebeneinanderliegen, sondern zu einem bestimmten Aufbau miteinander vernetzt sind ... Ein Haufen Sand ist danach kein System." (Vester)

Im systemtheoretischen und kybernetischen Kontext sind mit Systemen immer dynamische Systeme gemeint. Zur Dynamik solcher Systeme gehört, daß sie die Fähigkeit haben, zur Selbststeuerung Regelkreise aufzubauen.

Und damit wäre der Bogen wieder geschlagen zur zuvor schon besprochenen Kybernetik.

Bevor wir uns nochmals der „stabilisierenden Dynamik von Regelkreisen" zuwenden, soll eine Auflistung von Strategiefehlern im Umgang mit komplexen Systemen erfolgen. (Frederic Vester)[27]

Diese Liste wurde von dem Psychologen Dietrich Dörner nach einem simulierten Experiment und dessen katastrophalen Ergebnis mit herkömmlichen Lösungsversuchen erstellt.

Die aufgezählten Fehler der an dem ökosoziologischen Experiment beteiligten Kapazitäten entsprechen so exakt denen in unserer Medizin, und sollen daher hier zitiert werden:

Erster Fehler: Mangelhafte Zielerkennung. Das System wird abgetastet, bis ein Mißstand gefunden wird. Dieser wird beseitigt, dann der nächste Mißstand gesucht (Reparaturdienstverhalten). Wie bei einem Anfänger im Schachspiel geschieht die Planung ohne große Linie.

Zweiter Fehler: Man beschränkt sich auf Ausschnitte der Gesamtsituation. Große Datenmengen werden gesammelt, die zwar enorme Listen ergeben, jedoch kaum Beziehungen aufzeigen. Dadurch sind sie in keine Ordnung zu bringen, und die Dynamik des Systems bleibt unerkannt.

Dritter Fehler: Einseitige Schwerpunktbildung. Man versteift sich auf einen Schwerpunkt, der richtig erkannt wurde. Hierdurch bleiben jedoch gravierende Konsequenzen in anderen Bereichen unbeachtet.

Vierter Fehler: Unbeachtete Nebenwirkungen. In eindimensionalem Denken befangen geht man bei der Suche nach geeigneten Maßnahmen zur Systemverbesserung sehr „zielstrebig", d.h. geradlinig und ohne Verzweigung vor. Nebenwirkungen werden nicht analysiert.

Fünfter Fehler: Tendenz zur Übersteuerung. Häufig wird zunächst sehr zögernd vorgegangen. Wenn sich dann im System nichts tut, greift man kräftig ein, um bei der ersten unbeabsichtigten Rückwirkung wieder komplett zu bremsen.
Sechster Fehler: Tendenz zu autoritärem Verhalten. Die Macht, das System verändern zu dürfen, und der Glaube, es durchschaut zu haben, führt zum Diktatorverhalten, das jedoch für komplexe Systeme völlig ungeeignet ist. Für diese ist ein „anschmiegsames Verhalten", welches mit dem Strom schwimmend verändert, am wirkungsvollsten.

Wie gesagt, es handelt sich hier um die Analyse des Versagens bei einem ökosoziologischen Experiment. Aber es ist wohl überflüssig, die völlige Analogie mit unserer derzeitigen Medizin näher darzustellen! Auch die Quintessenz ist voll übertragbar: „Sie dachten in Wirkungsketten und nicht in Wirkungsnetzen wie erforderlich."

Interessanterweise können wir sogar eine den neuen naturwissenschaftlichen Erkenntnissen völlig entgegenlaufende Entwicklung in unserer Medizin beobachten. Während das moderne Wissenschaftsbild von der Relativitätstheorie bis zur Chaosforschung von der erkannten systemischen Vernetzung und der Untrennbarkeit von Ereignissen und Strukturen geprägt ist, erfolgt in der Medizin noch immer eine weitere Zersplitterung und zunehmende Spezialisierung. K. Beisch, seit Jahren engagiert in der Integration der Systemtheorie in die Medizin, weist wiederholt auf den Anachronismus des „Logentums" in der Medizin hin.

So scheint die von Satirikern vorgeschlagene Aufteilung der zu umfangreich gewordenen Kardiologie etwa in eine Rechts- und eine Linksventrikulogie nicht mehr allzu fern. Und in der Tendenz, das eklatante Unvermögen in einigen Bereichen zu kompensieren, werden künftig Kardiorhythmologen, MSologen und Neurodermitologen das medizinische Angebot bereichern.

Die angestrebte Parzellierung der Medizin mit dem Ziel, jeder Arzt ein Spezialoge, könnte allerdings durch das Eindringen holistischer Bestrebungen und so revolutionärer Ideen wie Systemtheorie und Kybernetik ernsthaft gefährdet werden. Was Wunder, daß sie für die Medizin als unbrauchbar erklärt werden. In der subversiven Absicht, gerade ketzerisches Gedankengut in die Medizin zu infiltrieren, werden im folgenden noch weitere gültige Modelle aus unseren Nachbarwissenschaften expliziert, wobei die gelegentlichen Ausflüge in die Satire den trockenen Stoff etwas auflockern und auch die Emotionen und damit die Diskussion anregen mögen.

4.3 Positive Rückkoppelung – autopoetische Strukturen

Nun zurück zur Kybernetik, also der Lehre von der Steuerung und Regelung von Systemen.

Dynamische Systeme, wie lebende Organismen, stabilisieren sich selbst mit Hilfe der zuvor beschriebenen Regelkreisfunktion oder vice versa: Regelkreise – *mit negativer Rückkoppelung* – dienen der Konstanterhaltung von Zuständen der Systeme, der Stabilisierung einer vorgegebenen Struktur.

Nun sind aber gerade lebende Systeme gekennzeichnet durch die Fähigkeit der Veränderung, des Lernens, der Anpassung, der Evolution, der „Autopoesie".[28] „Und diese Eigenschaften sind durch die beschriebene Selbststeuerung der Systeme, durch negative Rückkoppelung nicht erklärbar. Keine lebendige Struktur läßt sich auf Dauer stabilisieren", so der Physiker Erich Jantsch.[29] In lebenden Systemen ist immer auch noch eine andere Form der Regelung nötig, nämlich die mit positiver Rückkoppelung, die der Destabilisierung und der Entwicklung neuer Formen dient. Positive Rückkoppelung ist ein wesentlicher Aspekt des Lebens selbst.

Bei Regelung mit positiver Rückkoppelung handelt es sich also offensichtlich um das Gegenteil einer Regelung mit negativer Rückkoppelung. Um hier häufigen Mißverständnissen vorzubeugen, sollen zunächst einige Erläuterungen vorangestellt werden: Die Bezeichnung „negativ" oder „positiv" hat nichts mit einer Wertung zu tun. Am einfachsten und einprägsamsten sind die Begriffe vielleicht folgendermaßen verständlich zu machen: Negativ kommt vom lat. negare = verneinen. Die in einem System vom Fühler gemessene Größe (die „Regelgröße") wird als „Ist-Wert" dem Regler zugeführt und dort – bei Abweichung vom „Soll-Wert" – verneint. Als Folge dieser Verneinung geschieht die Rückkoppelung (über „Stellwert",

„Stellglied" und „Stellgröße") mit dem Ziel der Veränderung und Wiederherstellung des ursprünglichen Zustands oder Soll-Werts. Oder anders ausgedrückt: Die Normabweichung wird verneint und als Verneinung ein Signal zur Korrektur an das Stellglied zurückgekoppelt. Man könnte diesen Vorgang auch als Minuswirkung bezeichnen (–).

Dagegen wird bei positiver Rückkoppelung – sozusagen in einer Pluswirkung – das Ausgangssignal („output") beispielsweise zur Verstärkung wieder als Eingangssignal („input") in das verarbeitende System zurückgeführt, wieder eingespeist (feedback). Hierdurch entstehen autokatalytische Verstärkungen und Prozeßbeschleunigungen.

Auf einer solchen positiven Rückkoppelung beruht zum Beispiel das bekannte Pfeifen und Dröhnen einer übersteuerten Mikrofon-Verstärker-Lautsprecher-Anlage. Hier wird als Input beispielsweise die Stimme eines Redners über das Mikrofon in ein Verstärkersystem eingespeist, das Signal dort entsprechend verstärkt und über die Lautsprecher als Output wieder abgegeben. Dieses (verstärkte) Output-Signal wird nun aber wieder als zusätzliches Input vom Mikrofon aufgenommen, ebenfalls wieder verstärkt und abgestrahlt. Es ist verständlich, daß es durch die praktisch endlosen Kreisprozesse zu katastrophalen Aufschaukelungen kommen kann. Die Bevölkerungsexplosion ist ein weiteres Beispiel für positive Rückkoppelung. Man sieht, daß „positiv" noch keineswegs und immer wünschenswert sein muß!

Nun ist ein System mit positiver Rückkoppelung nicht auf die Verstärkerfunktion beschränkt. Es ist auch denkbar, daß die Verarbeitung des Inputs in einer Veränderung besteht, das heißt, daß das Output sich vom Input auch qualitativ unterscheidet. Die Konsequenz bei solchen Systemen ist nach einer gewissen Anzahl von Durchlaufzyklen die Unvoraussagbarkeit des Ergebnisses, die chaotische Entartung.

Die gesamte Chaosforschung basiert auf solchen Systemen.

Aber auch Lernfähigkeit und Evolution beruhen auf positiver Rückkoppelung.

Während also Systeme mit positiver Rückkoppelung zu chaotischer Entartung neigen, neigen Systeme mit negativer Rückkoppelung zu Erstarrung. Die Funktion lebender Systeme, so wie wir sie

System mit positiver Rückkoppelung

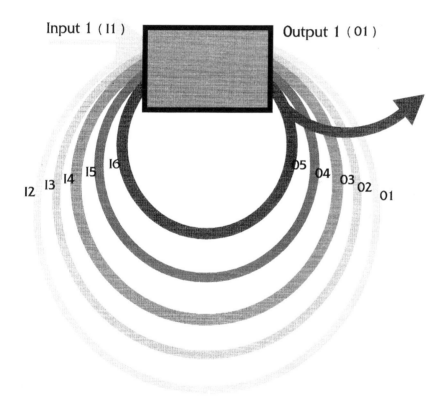

Abb. 10: Der Ausgang (output) eines verarbeitenden Systems – Produkt oder Signal – wird jeweils wieder als Eingang (input) – mit beliebig häufigen Iterationen – in das System eingespeist. (z.B. Verstärker mit Faktor $f = 2$; $O_n = 2^n \times I_1$)

beobachten, wird somit erst durch die Kombination beider Regelprinzipien ermöglicht.

Jantsch schreibt, daß von einer vollen Synthese beider Aspekte (nämlich positiver und negativer Rückkoppelung) die Begründer von Kybernetik und Systemtheorie (Norbert Wiener und v. Bertalanffy) nur träumen konnten. Inzwischen hat eine Vielzahl von Forschern hier weitergearbeitet. Neue Ordnungsprinzipien wie Prigogines dissipative Strukturen wurden „in eine Neuformulierung der Eigenschaften von lebenden Systemen" miteingearbeitet.

Aus dem Zusammenwirken vieler verschiedener Prozesse entsteht das, was Maturana und Varela autopoetische Strukturen nennen. Danach ist „Autopoesie die Eigenschaft lebender Systeme, sich ständig selbst zu erneuern und diesen Prozeß so zu regeln, daß die Integrität der Struktur gewahrt bleibt." (Jantsch) Voraussetzung hierfür ist die Synthese positiver und negativer Rückkoppelung in einem übergeordneten Regelkreis.

Eine konsequente systemtheoretisch/kybernetische Betrachtungsweise zeigt, wie ich meine, auch den menschlichen Organisumus unter einem völlig anderen Aspekt. Im Gegensatz zum herkömmlichen reduktionistischen, an morphologischen Strukturen orientierten Denken hat hier Prozeßdenken die Priorität. Die uns noch immer so wichtigen Veränderungen der Zellularstruktur oder des Gewebes werden zu Sekundärerscheinungen, werden zweitrangig.

Natürlich wird, wer eben das 132. Thymosin nachgewiesen hat oder transmittergeschaltete Ionenkanäle an Zellmembranen, wenig Freude an solchen Verniedlichungen haben.

Aber möglicherweise erscheinen den Medizinern in 50 Jahren solche Untersuchungen wie die eines Kunsttheoretikers, der Farbproben von einem Gemälde entnimmt und chemisch analysiert, um seiner ästhetischen Wirkung auf die Spur zu kommen. Ein Vergleich, der etwas hinkt, wie alle Vergleiche, aber doch in etwa die Skurilität des Bemühens am falschen Ort persifliert.

5 Die Wandlung und Erweiterung des Kausalitätsbegriffs

Eines ist wohl sämtlichen modernen naturwissenschaftlichen Theorien und Modellen gemeinsam: nämlich daß die einfachen Ursache-Wirkungs-Beziehungen (wie wir sie in der Medizin noch immer für entscheidend halten) in der Realität nirgends existieren.

Zwar wird das Kausalitätsprinzip an sich wohl von niemandem ernsthaft in Frage gestellt.[30]

Doch es hat sich gezeigt, daß die – verständlicherweise – von uns so geschätzte und gehegte lineare Ursachen-Wirkungs-Beziehung nur eine fiktive Konstruktion ist. Solche fiktiven Konstruktionen resultieren aus dem bewußten Ignorieren eventueller zusätzlicher kausaler Faktoren. Diese wurden als zur Berechnung von Systemen vernachlässigbar ausgeschlossen. Die sogenannte „lineare" Beziehung von Ursache und Wirkung (ihre gegenseitige Zuordnung läßt sich graphisch in Form einer geraden Linie darstellen) kann in einfachen, leicht lösbaren Gleichungen ausgedrückt werden.

Lineare Kausalität bedeutet: Eine bestimmte Ursache führt zu einer bestimmten Wirkung. Der linearen Kausalität entspricht die Monokausalität.

Es versteht sich, daß dieses Prinzip der linearen Kausalität nur in von der Umwelt abgeschlossenen Systemen gültig ist, also dort, wo durch Umweltbedingungen oder zusätzliche Faktoren keine Einflußnahme auf den linearen Prozeßablauf möglich ist.

Derartige abgeschlossene Systeme kommen aber in der Natur praktisch nicht vor. Trotzdem wurden aus dem Modell oder der fiktiven Konstruktion abgeschlossener Systeme seit Newton die Gesetze der klassischen Mechanik formuliert und letztlich die gesamte Technik entwickelt. Die Abstraktion und damit die Berechenbarkeit durch die Vorstellung abgeschlossener Systeme war erforderlich. Und mit diesem Modell ließen sich ja Näherungswerte erzielen, die in der (groben) Praxis durchaus ausreichend waren.

Man kann also sagen, daß die (fiktive) Newtonsche oder lineare Kausalität nur eingeschränkte Gültigkeit hat, oder anders ausgedrückt, „lineare Kausalität funktioniert wohl zufriedenstellend in engbegrenzten, mechanischen und gut abgeschirmten Systemen; zur Beschreibung der reichen Vielfalt der Natur ist jedoch eine subtilere und komplexere Erklärung notwendig". So der Physiker David Peat.[31] Obwohl der Philosoph David Hume bereits im 18. Jahrhundert den Kausalitätsbegriff in Frage gestellt hat, hat sich der Glaube an lineare Kausalitätsketten – wohl auch infolge der Simplizität der entsprechenden mathematischen Gleichungen – sozusagen in unseren „gesunden Menschenverstand" eingefressen und wir sind der Überzeugung, er beruhe auf Logik.

Fazit: Lineare Kausalität ist lediglich ein reduktionistisches Denkmodell ohne reale Existenz; ebenso die aus der linearen Kausalität abgeleitete Monokausalität.

Diese Konsequenz wird gerne verdrängt. Sie ist nämlich keineswegs erfreulich; sind doch nicht-lineare Systeme nur schwierig oder gar nicht vorausberechenbar!

Wie zuvor schon erwähnt, reicht das vereinfachte Modell einer Kausalkette für die Errechnung eines Annäherungswertes in der Praxis vielfach aus. So genügt es für die Berechnung der Flugbahn eines Geschosses Anfangsimpuls, Schwerkraft und den Luftwiderstand zu kennen. Eventuelle weitere Einwirkungsmöglichkeiten durch Seitenwind, lokale Luftdruckschwankungen, lokale Magnetfeldänderungen, Temperaturverhältnisse etc. (also „Seitenketten") können vernachlässigt werden.

Anders sind die Verhältnisse bereits beim Wurf eines Papierflugzeuges. Die Einwirkung einer Vielzahl von Faktoren macht die Flugbahn praktisch unberechenbar, zumal der Luftwiderstand von der jeweiligen Fluggeschwindigkeit abhängig ist, wodurch echte Rückkoppelungsprozesse auftreten.

Peat berichtet von einem biologischen Modellversuch, bei dem die Auswirkung der Phosphorkonzentration auf den Chlorophyllspiegel eines kanadischen Sees untersucht werden sollte und der durch immer komplexer werdende, unvorhergesehene und unvorhersehbare Auswirkungen und kausale Verknüpfungen gescheitert sei. Er zitiert das Resümee des referierenden Biologen Peters folgendermaßen: „Mit dieser Sichtweise, (dem Kausalmechanismus), läßt sich in der Ökologie einfach nicht arbeiten, ... was zur Folge hat, daß die Suche nach tieferen und endgültigeren Ursachen den Reduktionisten auf endlose Rückwege von Ursache zu Ursache führen kann. Noch schlimmer – es gibt alternative Ketten von ähnlicher Länge... Endloser Rückschritt, Interpolation und Ausweitung machen jede Möglichkeit einer mechanischen Erklärung illusorisch."

Und wieder Peat: „Wenn wir Kausalität und Determinismus auf ein so komplexes System wie ein ökologisches anwenden, werden die involvierten Netzwerke immer komplexer bis zu dem Punkt hin, an dem den Theorien und mathematischen Modellen der Zusammenbruch droht." – „Wenn wir Kausalität bis an ihre Grenze ausloten, entdecken wir, daß alles alles Andere verursacht und daß jedes Geschehnis aus einem endlosen Gewebe oder Netzwerk kausaler Beziehungen hervorgeht."

Diese Erkenntnisse bezogen sich auf das ökologische System eines Sees. Sie gelten jedoch, wie uns die Chaosforschung zeigt, auch für die sogenannte tote Materie. Die derzeitige medizinische Wissenschaft läßt uns glauben, daß sie für den menschlichen Organismus nicht gelten! Die durchwegs noch reduktionistisch, kausalanalytisch orientierte medizinische Forschung kann zu Recht als anachronistisch bezeichnet werden.

Der Verlust der vertrauten Vorstellung einer realen Existenz linearer Kausalität bedeutet übrigens keineswegs den Verlust der Wissenschaftlichkeit. Es müssen nur manche vertraute und simple Denkmechanismen aufgegeben werden. „Allerdings wird man, um die erforderliche vernetzte Denk- und Anschauungsweise auch in die medizinische Ausbildung hineinzubringen, mit wissenschaftlichen Tabus ebenso brechen müssen wie mit den Tabus der bestehenden Forschungs- und Lehrstätten..." (F. Vester)

Eine inzwischen wohl allgemein bekannte Metapher für die universelle – und unüberschaubare – Vernetzung alles Seienden und aller Ereignisse, wie auch für das „Prinzip der sensitiven Abhängigkeit von den Anfangsbedingungen" und damit der Unmöglichkeit von Voraussagen ist der sogenannte „Schmetterlingseffekt". Gemeint ist, daß ein einzelner Schmetterling in Peking mit seinem Flügelschlag einen Monat später einen Sturm über New York auslösen kann.[32]

Weniger poetisch, aber um so prägnanter ist die schon zitierte Aussage Vesters: „In der Realität hat jede Ursache viele Wirkungen und jede Wirkung viele Ursachen."

Man sieht: Die Plurikausalität oder vernetzte Kausalität, wie sie für chronische Erkrankungen bereits im Kapital 4 aus dem Regelkreismodell abgeleitet worden war, ist ein allgemeines Prinzip. Und sie gilt meist auch da, wo wir früher von rein Linear- oder Monokausalität ausgegangen sind, wie etwa bei Infektionskrankheiten.

Vor nicht allzulanger Zeit wäre die Äußerung, Hepatitis oder Scharlach hätten andere Ursachen als die Infektion mit den entsprechenden Erregern als reine Ketzerei erschienen. (Obwohl es – wie sich der Autor dankbar erinnert – bereits vor über 30 Jahren mutige Ketzer unter den Hochschullehrern gab, die behaupteten, die Infektion mit dem Poliovirus sei keineswegs der wesentliche Faktor für das Erkranken an Poliomyelitis.)

Heute wissen wir, daß außer der Kontaktierung mit dem Erreger für den Ausbruch der meisten Infektionserkrankungen der momentane Zustand des Immunsystems eine entscheidende Rolle spielt, wobei der Zustand des Immunsystems von einer Vielzahl von Faktoren abhängig ist, wie beispielsweise körperliche Belastung, psychischer Streß, Angst, Frustration, Schadstoffbelastung, evtl. auch Strahlenbelastung. Also auch hier herrscht vernetzte Kausalität, Plurikausalität.

Zur Beschreibung einer weiteren Form nicht-linearer Kausalität kehren wir zum schon vertrauten Regelkreismodell zurück.

Auch hier soll wieder ein Satz von Frederic Vester am Anfang stehen: „*Die Eigenart eines Regelkreises, überhaupt jedes Kreisprozesses, macht . . . aus einer Wirkung indirekt wieder ihre eigene Ursache*, wobei Zukunft Vergangenheit und Vergangenheit Zukunft wird."

Dies entspricht der volkstümlichen Frage nach dem Primat von Henne oder Ei.

Bei zyklischen Prozessen ist vielfach nicht mehr zu unterscheiden, was Ursache ist und was Wirkung.

Der durch lineares Kausalitätsdenken seit Jahrhunderten geprägte westliche Mensch – auch und gerade der Wissenschaftler – wird durch solche Konsequenz zutiefst verunsichert. Scheint doch hierdurch der „gesunde Menschenverstand" in Frage gestellt. (Von der Quantenphysik wurde das gleiche behauptet!)

Nun muß aber der Verlust der klaren Unterscheidungsmöglichkeit zwischen Ursache und Wirkung bei zyklischen Prozessen keineswegs zum Verlust der Möglichkeit wissenschaftlicher Problemlösung führen. Lediglich neue Denkansätze sind erforderlich und Umstrukturierungen von eingefahrenen Mechanismen.

Bevor auf die Konsequenzen eingegangen wird, die sich aus dem kybernetischen Aspekt für die Krankeitsentstehung und letztlich für die therapeutischen Konzepte ergeben, müssen noch weitere, für einen Paradigmawechsel in der Medizin relevante Modelle besprochen werden.

6 Quantenmechanische Phänomene

Es kann in diesem Rahmen selbstverständlich nicht eine umfassende Darstellung der Quantenmechanik erwartet werden.
Andererseits können die aus fundamentalen physikalischen Erkenntnissen sich ergebenden prinzipiellen Konsequenzen nicht länger aus unserer Medizin ausgeschlossen werden. Die weitverbreitete Vorstellung, daß die Gesetze der Quantenmechanik nur in einem kleinen umschriebenen Bereich ihre Gültigkeit haben, muß revidiert werden.

Carl Friedrich von Weizsäcker wies wiederholt auf die Allgemeingültigkeit der Quantentheorie – auch im Bereich des Organischen und Psychischen – hin.[33] Dürr schreibt, daß „die Allgemeingültigkeit (der Quantentheorie) nahelegt, daß ihr auch biologische und psychologische Vorgänge unterworfen sind."[34]

Eigentlich Grund genug, sich auch in der Medizin mit der Quantenmechanik etwas näher zu beschäftigen.

Eine der wesentlichsten Aussagen der Quantenmechanik lautet: „Licht und Materie zeigen sowohl die für Teilchen charakteristische Lokalisierbarkeit wie die für Wellen charakteristischen Interferenzphänomene."[35] Oder: „Es scheint endgültig festgestellt zu sein, daß Materie und Strahlung beide einen wellenförmigen und einen korpuskulären Aspekt besitzen..." (Luis de Broglie, Begründer der Wellenmechanik, Nobelpreis 1929)[36]

Ebenfalls von von Weizsäcker stammt die knappe Formulierung dieses paradoxen Dualismus: „Teilchen oder Körper sind lokalisierte Objekte, Felder, speziell Wellen sind Zustände, die prinzipiell den ganzen Raum erfüllen."

Bekanntlich konnte etwa zu Beginn des 18. Jahrhunderts Isaac Newton die Wissenschaft davon überzeugen, daß es sich beim Licht um schnellfliegende kleinste Teilchen handelt, die den Gesetzen der neubegründeten Mechanik folgen. Die Korpuskeltheorie des Lichts war gültige Lehrmeinung bis zum Beginn des 19. Jahrhunderts. Dann konnte Fresnel aufgrund der Interferenz-, Beuge- und Polarisationserscheinungen die Wellennatur des Lichts nachweisen. Die Korpuskelauffassung wurde verworfen. Licht wurde als Teil einer neuen Energieform, der elektromagnetischen Feldoszillation erkannt.

Und nun wurde Anfang dieses Jahrhunderts in einer Art Rückkehr zur Newtonschen Korpuskulartheorie der Quantencharakter des Lichts entdeckt! Das heißt, bestimmte Erscheinungen waren nur erklärbar, wenn man annimmt, daß elektromagnetische Strahlung, diese vermeintlich kontinuierliche Energieform, nur in kleinsten Teilchen, den Photonen vorkommt.

Ein logischer Widerspruch? Jedenfalls der Beginn des Paradigmawechsels zur „Quantentheorie".

Um die Verwirrung vollständig zu machen, wurde nun entdeckt, daß Materie nicht einfach aus kleinsten Teilchen aufgebaut ist, sondern auch Wellencharakter hat. Also ein weiterer Paradigmawechsel war fällig, zur „Wellenmechanik".

Und aus beiden wurde (unter Einbeziehung der Relativitätstheorie und der Heisenbergschen Unschärferelation) die moderne „Quantenmechanik".

In der Physik hat das starre Entweder-Oder-Denken seine absolute Gültigkeit verloren.

Nach den Gesetzen der aristotelischen Logik muß von zwei einander widersprechenden Sätzen zumindest einer falsch sein. Entsprechend mußte in der klassischen Naturwissenschaft ein Widerspruch eliminiert werden, indem er als Irrtum erkannt wurde. Anderes gilt in den Bereichen der modernen Physik. Hier können durchaus einander widersprechende Modelle zur Problemlösung herangezogen werden, bzw. kann eine Lösung der Widersprüche durch Aufheben auf eine höhere Ebene – z.B. mathematisch – als Synthese erreicht werden. „...eine echte Synthese kann den logischen Axiomen nicht mehr untergeordnet werden." So Pietschmann.[37]

Eine scherzhafte Interpretation des Paradoxons wird von Nils Bohr berichtet: „Wenn mir Einstein ein Radiotelegramm schickt, er habe nun die Teilchennatur des Lichtes endgültig bewiesen, so kommt das Telegramm nur an, weil das Licht eine Welle ist."

Während nun die Doppelnatur des Lichtes auch von Nicht-Physikern weitgehend akzeptiert wurde (Lichtquanten oder Photonen sind allgemein geläufige Begriffe), wird die Doppelnatur der Materie, die „Materie-Strahlung" – insbesonders in der orthodoxen Medizin – weitgehend ignoriert.

Jedoch ohne Quantenmechanik keine Elektronenmikroskopie!

Ohne Quantenmechanik keine Erklärung für die charakteristischen elektromagnetischen Strahlungsmuster, die von Atomen im angeregten Zustand ausgehen und die wir zu ihrer Identifizierung in der Spektralanalyse verwenden.

Quantenmechanische Phänomene sind solche Vorgänge und Erscheinungen, die nur verständlich sind unter der Berücksichtigung des Doppelaspekts der Materie als Teilchen und Welle – oder auch der Doppelnatur des Lichts als Welle und Korpuskel.

Halten wir also fest: Nach quantenmechanischer Auffassung ist die Vorstellung der Materie als aus diskreten Teilchen zusammengesetzt, den bekannten Elementarteilchen, nur **ein** Aspekt der sogenannten Wirklichkeit. Den anderen Aspekt bildet seit de Broglie die Wellennatur mit den hieraus resultierenden grundsätzlichen Möglichkeiten der Interferenz und Fernwirkung über Resonanz.

Diese besondere Eigenschaft der Materie wird im allgemeinen vernachlässigt, weil sie im makroskopischen Bereich kaum zur Geltung kommt. Welche Möglichkeiten aber in ihr verborgen sind, erhellt allein schon aus der zuvor erwähnten Elektronenmikroskopie und Spektralanalyse.

Wem diese Ausführungen zu theoretisch-abstrakt sind, als daß er daraus für sich und sein Weltbild irgendwelche Konsequenzen ziehen könnte, der sollte sich das folgende einfache Experiment vergegenwärtigen: Mit einem Elektron verbinden wir im allgemeinen ziemlich klare Vorstellungen: ein sehr kleines elektrisch negativ geladenes Teilchen, das auf bestimmten Bahnen den positiv geladenen Atomkern umkreist, also etwas recht Solides.

Wird nun ein solches Elektron gegen eine Wand mit zwei Schlitzen geschossen, wird es durch beide Schlitze gleichzeitig gehen und außerdem dahinter noch Interferenzmuster erzeugen.

Wer hier noch den Wellencharakter der Teilchen nur als nette Metapher betrachten kann, wird auch den im zweiten Teil dieser Schrift vorgestellten Konsequenzen wenig abgewinnen.

Ein wesentlicher Bestandteil der Quantenmechanik ist die Quantenfeldtheorie. Die Quantenfeldtheorie ersetzt den Begriff der „Kraft" in der klassischen Physik. Ein Quantenfeld ist ganz allgemein ein Feld, das die Form von Quanten, also Teilchen, annehmen kann wie das elektromagnetische Feld mit seinen Photonen. Analog zum elektromagnetischen Feld entstand der Begriff des „Quantenmateriefelds", in dem die Elementarteilchen „Manifestationen der grundlegenden Wirklichkeit der Felder" sind. [38]

„Das Quantenfeld wird als die fundamentale physikalische Einheit betrachtet, ein kontinuierliches Medium, das überall im Raum vorhanden ist, Teilchen sind lediglich eine örtliche Verdichtung des Feldes, eine Konzentration von Energie..."[39] In der Quantenfeldtheorie werden alle Wechselwirkungen – früher „Kräfte" – durch den Austausch von Teilchen erklärt und in Raum-Zeit-Diagrammen dargestellt. Grundsätzlich können die verschiedensten Felder miteinander in Wechselwirkung treten.

Zu den mit unseren klassischen Vorstellungen unvereinbaren Phänomenen der Quantenmechanik gehört auch das eigenartige Verhalten der sogenannten Elementarteilchen in Abhängigkeit von deren Beobachtung. Das heißt: Ein Teilchen (z.B. ein Elektron) verhält sich nur solange als Teilchen, als es beobachtet wird, sonst als Welle. Oder anders ausgedrückt, die Tatsache der Beobachtung bestimmt das Verhalten des Quants. Aus dieser Erkenntnis resultiert beispielsweise auch die Forderung John Wheelers, nicht mehr vom „Beobachter" oder „Untersucher" eines Experiments zu sprechen, sondern vom „Teilnehmer". (Hierauf wird bei der Besprechung von Plazebophänomenen im zweiten Teil noch zurückzukommen sein!)

Um sich die ganze Tragweite eines solchen Verhaltens der Quanten realistisch vorstellen zu können, bringt M. Talbot[40] das anschauliche Beispiel einer Kegelkugel, die, solange sie beobachtet würde, als Kugel einer exakten Bahn in einer Linie folgen würde, dagegen unbeobachtet in einem auf der Kegelbahn ausgestreutem Talkumpuder nur ein Wellenmuster hinterlassen würde.

Der Akt der Beobachtung oder Messung beeinflußt somit das Verhalten der Quanten und bewirkt eine Unbestimmtheit.

Nun wird diese Unbestimmtheit vielfach auf eine eventuelle Störung des Zustands durch den Meßprozeß zurückgeführt. Tatsächlich aber handelt es sich um eine unmittelbare (für den physikalischen Hausverstand allerdings nicht nachvollziehbare) Konsequenz der Quantenmechanik. Heisenberg hat diese Unbestimmtheit überall im subatomaren Bereich wiedergefunden und daraus seine *„Unschärfenrelation"* abgeleitet. Diese besagt, daß die in der klassischen Physik ja wesentlichen Eigenschaften eines Teilchens, nämlich Ort und Impuls, grundsätzlich nicht gleichzeitig beobachtbar sind. Wo aber diese wichtigen Größen nicht bestimmbar sind, kommt es zum Verlust des Determinismus, werden die Prozeßabläufe zufällig. Einstein konnte sich bekanntlich mit diesen Konsequenzen der Quantenmechanik nicht mehr anfreunden („Gott würfelt nicht"). Jedoch ist es eine unbestreitbare Erkenntnis der Quantenphysik, „daß die Natur strenggenommen nicht deterministisch strukturiert ist". „Diese eigentümliche Auflösung der Objektivierbarkeit führt zu einer grundsätzlichen Aufweichung der Kausalstruktur. Eine gegebene Ursache führt nun nicht mehr zu einer ganz bestimmten Wirkung, sondern sie eröffnet nur ein bestimmtes Feld von möglichen Wirkungen, deren Wahrscheinlichkeiten (besser: deren relative Häufigkeiten) determiniert sind. Der Zusammenhang zwischen Ursache und Wirkung ist also nurmehr statistisch, und zwar in einem prinzipiellen und objektiven Sinne und nicht nur aufgrund einer subjektiv ungenauen Wahrnehmung."[41]

Indeterminismus der Vorgänge auf Quantenebene ist also gesicherte Erkenntnis der modernen Physik.

Die konsequente Anwendung des in den Wissenschaften sonst noch üblichen reduktionistischen Ansatzes würde prinzipiellen Indeterminismus und prinzipielle Akausalität für die gesamte Natur bedeuten. Wenn aber grundsätzliche Unbestimmbarkeit für die Grundstrukturen unserer Welt besteht, wie kann dann ein Determinismus für unsere makroskopische Welt existieren?

Die aber tatsächlich und trotzdem im makroskopischen Bereich ständig zu beobachtende Kausalität wird als Grenzfall durch statistische Mittelwertbildung betrachtet. Das Ergebnis – Kopf oder Zahl – beim Wurf einer Münze ist völlig undeterministisch; dagegen läßt sich die statistische Wahrscheinlichkeit des Ergebnisses bei hundert Würfen recht gut voraussagen.

Es erhebt sich nun die Frage, ob diese „Grenzfall-Bedingungen" der makroskopischen anorganischen Natur, nämlich Determinismus und Kausalität, ohne weiteres auf organische Systeme und speziell auf den menschlichen Organismus übertragen werden dürfen. Genau dies aber wird von namhaften Wissenschaftlern bezweifelt.

So hat Pascual Jordan bereits in den 30er Jahren die Gültigkeit quantenmechanischer Akausalität für die organische Natur betont, ja Lebewesen als extreme Quantenobjekte bezeichnet. Für die organische Natur sei kennzeichnend, daß die Akausalität bestimmter atomarer Reaktionen sich verstärkt zur makroskopisch wirksamen Akausalität.[42]

Nach der Vorstellung anderer Physiker (wie D. Peat) schafft gerade der zunächst undeterminierte, zufällige Prozeßablauf auf Quantenebene die Voraussetzung für die Einwirkung des Geistes auf die Materie. Eine sogenannte „Schnittstelle" oder ein „Liaison-Bereich", wie er von Neurophysiologen für die Wechselwirkung zwischen Geist und Gehirn gefordert wird, ist nach dieser Vorstellung nicht mehr erforderlich.

Bedauerlicherweise war ein wesentlicher Einfluß dieser engagierten Quantenphysiker auf die Medizin bisher nicht festzustellen. Und auch über die Biologie scheinen vorläufig keine bewußtseinsändernde Impulse zu kommen. Dies ist vielleicht verständlich, wenn man bei von Weizsäcker liest: „Die Tatsache, daß die Quantentheorie von den Physikern selbst zwar korrekt angewandt, aber niemals wirklich verstanden wurde, konnte auf die Dauer nicht verborgen bleiben."

Vielleicht findet – nach wiederholten Kontaktierungen – gerade bei Medizinern die Quantentheorie demnächst das vermißte (wissenschaftsinnovierende) Verständnis?

Da grundlegende Erkenntnisse der Physik sich jedenfalls auf die Dauer nicht aus der Medizin ausschließen lassen, sondern irgendwann mit Sicherheit die gleiche Bedeutung erlangen wie heute die Biochemie der Prostaglandine und das Rezeptorenmodell, sollen in der Folge einige wichtige Begriffe der Quantenphysik wenigstens gestreift werden.

Die von Heisenberg 1927 entwickelte *Unschärfen-* oder *Unbestimmtheitsrelation* wurde bereits erwähnt. Sie beinhaltet u.a., daß Ort und Bewegung eines Quants oder Elektrons nicht gleichzeitig festgestellt werden können. Nun wird dieses Unvermögen zumindest von Nicht-Physikern meist als Unzulänglichkeit unserer Meßtechniken interpretiert. Aber genau das ist nicht der Fall. Vielmehr liegt diese Unbestimmbarkeit im Wesen begründet. „Das Elektron **hat nicht** gleichzeitig einen Ort und einen Impuls." (Peat) Die hieraus resultierenden Konsequenzen wurden schon erwähnt.

Ein weiterer, von Laien z.T. in einem obskuren Kontext gebrauchter Begriff der Quantenmechanik ist die sogenannte „*Nicht-Lokalität*".

Zu deren besserem Verständnis muß wohl etwas weiter ausgeholt und sinnvollerweise zunächst erst mal der Begriff der *Lokalität* definiert werden.

Lokalität – gelegentlich auch als *Trennbarkeit* bezeichnet – galt seit Newton nicht nur bei Physikern als Axiom. Zwei Körper können nur aufeinander einwirken, wenn sie in unmittelbarem, lokalem Kontakt miteinander sind. Zwar hatte schon Newton Probleme, beispielsweise die Gravitationskräfte von Sonne und Mond über die ungeheuren Distanzen zu erklären. In der Folge wurden aber alle Wechselwirkungen – auch über Distanzen – als „*lokale Wechselwirkungen*" bezeichnet. Möglich wird diese Bezeichnung durch den sogenannten *Feldbegriff* und der Annahme, daß der Raum (z.B. zwischen Planeten und Sternen) nicht leer ist. Alle vermeintlich leeren Räume sind mit Feldern angefüllt (Gravitationsfeld, elektromagnetisches Feld und die Felder der starken und schwachen Wechselwirkung im subatomaren Bereich). Über diese Felder stehen auch von einander entfernte Körper und Ereignisse in *lokalem* Kontakt. Allerdings nehmen diese Wechselwirkungskräfte mit der Entfernung ab. Die *Geschwindigkeit* dieser *lokalen Wechselwirkungen* ist begrenzt, da nach der Relativitätstheorie die Lichtgeschwindigkeit bekanntlich die höchstmögliche Geschwindigkeit überhaupt darstellt.

Aus letzterer Tatsache leitet sich nun das berühmte „*EPR-Paradoxon*" ab. Es wurde schon erwähnt, daß *Einstein* die Konsequenzen der Quantentheorie nicht mehr nachvollziehen konnte. In Zusammenarbeit mit *Podolsky* und *Rosen* (**EPR-Paradoxon!**) entwickelte er ein Modell, das bestimmte Konsequenzen der Quantentheorie ad absurdum führen sollte.

Da das Verständnis der *Nicht-Lokalität* oder nicht-lokaler *Einflüsse* hierdurch erleichtert wird, soll dieses EPR-Paradoxon kurz geschildert werden:

Aus der Quantentheorie folgt zwingend, daß in einem aus zwei Teilchen bestehendem Quantensystem beide Teilchen immer die gleichen Eigenschaften aufweisen. Nick Herbert[43] bezeichnet solche Elektronen- oder Photonenpaare als im „*Zwillingszustand*". Wenn bei einem angenommenen EPR-Experiment nun zwei impulskorrelierende Elektronen oder zwei polarisationskorrelierende Photonen eines solchen Zwillingspaars in entgegengesetzter Richtung auseinandergeschleudert werden und dann an einem von ihnen Veränderungen seiner Eigenschaften vorgenommen werden, müßten die gleichen Veränderungen auch am anderen – weit entfernten – Zwillingsteilchen festzustellen sein. Die Paradoxie liegt nun darin, daß z.B. bei zwei mit Lichtgeschwindigkeit auseinanderstrebenden Photonen die Wechselwirkung bzw. das Signal über die Veränderung am einen Teilchen zum anderen Zwillingsteilchen mit *doppelter* Lichtgeschwindigkeit erfolgen müßte. Aber genau das ist nach der Relativitätstheorie nicht möglich!

Einstein konnte die Durchführung dieses Experiments nicht mehr erleben. Glücklicherweise vielleicht; denn das inzwischen (1982 von A. Aspect) durchgeführte Experiment hat die Quantentheorie – und das *Bellsche Theorem* – voll bestätigt!

Das Paradoxon selbst war schon Jahre zuvor (1964) durch das „*Bellsche Theorem* – einer mathematischen Beweisführung – entschärft worden.

Bell kam zu dem Ergebnis, daß nicht nur bestimmte Bereiche der Quantenmechanik durch *nicht-lokale Wechselwirkungen* verknüpft sind, sondern daß „die Welt voll (ist) von unzähligen nicht-lokalen Einflüssen" (N. Herbert).

Während das Prinzip der Lokalität – also die traditionelle Vorstellung – für eine Fernwirkung irgendeinen Mittler (also ein „Feld") erfordert, wobei die Wechselwirkung maximal auf Lichtgeschwindigkeit beschränkt ist, sind nicht-lokale Wechselwirkungen weder an irgendwelche verbindende Felder oder Materie gebunden, noch nehmen sie mit der Entfernung ab. *Nicht-lokale* Wechselwirkungen wirken augenblicklich und ohne Verzögerung, da ja zwischen den Objekten *nicht-lokaler* Verknüpfung weder Materie noch Raum eine Rolle spielen kann. **Sie sind – bei beliebiger Distanz – in der nicht-lokalen Realität ungetrennt!** (Siehe den Begriff der *Trennbarkeit* zu Beginn dieser Erörterung.)

Zugegebenermaßen schockieren die Konsequenzen des Bellschen Theorems und seine Bestätigung durch Aspects Experiment nicht nur die Mediziner. Auch mancher Physiker lehnt sie ab und versucht sie zu widerlegen. Wie N. Herbert erklärt, ist aber „glücklicherweise das Bellsche Theorem leichter zu beweisen als der pythagoreische Lehrsatz".

Paul Davies schreibt, daß der Glaube an eine naive Realität nicht mehr aufrechterhalten werden kann. „Aspect hatte den letzten Nagel in den Sarg geschlagen, in dem die Physik des gesunden Menschenverstandes ruhte."[44]

Solche Äußerungen sind natürlich nicht gerade dazu angetan, Mediziner für die Konsequenzen der neuen Physik zu begeistern. Andererseits wird sich die Medizin nicht länger leisten können, nahezu ein Jahrhundert hinter der naturwissenschaftlichen Entwicklung zurückzubleiben.

Die bequeme Verdrängung quantentheoretischer Störungen aus der Medizin mit der gängigen Begründung, quantenmechanische Phänomene seien nur im subatomaren Bereich relevant, läßt sich dauerhaft nicht aufrechterhalten. Es sei zum Schluß nochmals auf einen der großen Physiker, Pascual Jordan, verwiesen, der (wie zuvor schon erwähnt) Lebewesen als extreme Quantenobjekte bezeichnet hat, sowie das am Anfang des Kapitels vorgestellte Dürr-Zitat, daß „die Allgemeingültigkeit (der Quantentheorie) nahelegt, daß ihr auch biologisch und psychologische Vorgänge unterworfen sind".

Mögliche praktische Auswirkungen der geschilderten theoretischen Modelle sollen im Teil II dieses Buches erörtert werden.

7 Das holographische Prinzip

Eigentlich wäre es ein fließender Übergang von den Erörterungen der Quantentheorie zum holographischen Prinzip. Tatsächlich wurde das holographische Modell als universelles Prinzip von einem der bedeutendsten Quantenphysiker, nämlich David Bohm, entwickelt. Es stellt eine der interessantesten Interpretationen der Quantentheorie dar.

Verständlicherweise wird der Leser sich (und den Autor) spätestens hier fragen, welche Bedeutung denn das Modell für die Neue Medizin hat.

Vielleicht ist das folgende Zitat eines renommierten Neurophysiologen und Psychiaters, Stanislav Grofs, über holographische Phänomene geeignet, beim Leser ein wenig Neugierde zu wecken: „Die neuen Befunde sind von so weitreichender Bedeutung, daß sie unser Verständnis der menschlichen Psyche, der Psychopathologie und des therapeutischen Prozesses revolutionieren könnten. Einige Beobachtungen sprengen in ihrer Signifikanz den Rahmen von Psychologie und Psychiatrie und stellen eine ernsthafte Herausforderung für das gegenwärtige newtonisch-kartesianische Paradigma der westlichen Wissenschaft dar."[45]

Karl Pribram, Nobelpreisträger für Hirnforschung, sieht im holographischen Prinzip die Erklärung für Speicherfunktionen des Gehirns.

Auch dieses Kapitel erhebt keineswegs den Anspruch einer umfassenden Darstellung.

Es soll – wie gesagt – nur Neugierde wecken und vielleicht den Anstoß geben, das eine oder andere sonst unerklärliche Phänomen unter dem Gesichtspunkt des holographischen Prinzips zu untersuchen.

Statt über die eingangs erwähnte Bohmsche Interpretation der Quantentheorie und Quantenfeldtheorie soll nun ein etwas anschaulicherer und vielleicht besser verständlicher Einstieg gewählt werden.

Unter einem Hologramm versteht man bekanntlich jene besondere Form eines optischen Informationsspeichers, der in jedem seiner Teile die Gesamtinformation enthält.

Hinter dieser sachlich-klaren Definition verbirgt sich ebenfalls ein unseren physikalischen Hausverstand erheblich strapazierendes Phänomen. Ein simples Beispiel soll die Skurilität verdeutlichen: Angenommen, der/die verehrte LeserIn hätte ein holographisches Abbild ihres/seines Partners. Weiter angenommen, der/die LeserIn würde dieses Bild nach einem Streit zerreißen und wegwerfen, später aber in einer Anwandlung von Reue wieder suchen, wobei nurmehr der obere Teil zu finden sei.

Bei nochmaliger Betrachtung (unter den notwendigen Bedingungen natürlich – mit Laserstrahl) würde man erstaunt feststellen, daß dort, wo man den Kopf des Partners vermutet hatte, die ganze Figur zusehen ist. Angenommen, man würde nun davon das Ohr abreißen, um es sich unter dem Laserstrahl anzusehen, man würde wieder die ganze Figur darauf entdecken. Das Bild würde zwar immer undeutlicher und unschärfer, in je kleinere Teile es zerrissen würde, aber es würde immer die Gesamtheit darstellen. Es ist eben das Charakteristikum eines Hologramms, daß **in jedem Teil die Gesamtinformation** enthalten ist.

Dieses recht merkwürdige Phänomen dürfte wohl bei manchen die Frage nach den Entstehungsmechanismen eines solchen Hologramms aufkommen lassen.

Prinzip der Hologrammentstehung:

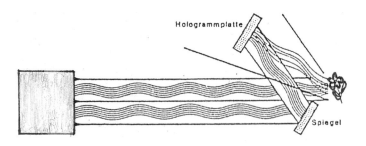

Abb. 11: Prinzip einer Hologrammaufnahme: Kohärentes Laserlicht (von einem Spiegel reflektiert) und durch das Objekt „verbogenes" Laserlicht interferieren auf der Hologrammplatte.

Interessanterweise sind von einem Mathematiker (Dennis Gábor) bereits 1947 die Grundlagen formuliert worden. Allerdings waren damals die technischen Voraussetzungen für die Verwirklichung (Laser) noch nicht gegeben.

Ein Hologramm entsteht nämlich durch die *Interferenzmuster*, die von zwei Laserstrahlen gebildet werden (bzw. von einem geteilten Laserstrahl), von denen der eine vom abzubildenden Gegenstand reflektiert wird. Wie schon in Kapitel 3 erörtert, entstehen Interferenz- oder Überlagerungsmuster bei allen Formen von Wellen. Für Hologramme (die man als besonders klare Interferenzmuster bezeichnen könnte) ist allerdings eine besonders *kohärente* Form von Wellen erforderlich, wie sie das Laserlicht darstellt. Diese sehr komplexen Interferenzmuster können auf einer fotografischen Platte, einem Film abgespeichert werden. Der Gegenstand darauf ist natürlich zunächst nicht erkennbar; man sieht nur eine scheinbar sinnlose Anordnung von Punkten und Strichen. Mit kohärentem Licht, also einem Laserstrahl, kann das Bild des Gegenstands wieder rekonstruiert werden. Der Gegenstand erscheint sogar dreidimensional; das Hologramm enthält also unvergleichlich mehr Informationen als eine einfache Abbildung, weswegen es vor allem in der Forschung eingesetzt wird.

Hier müssen noch einige Erklärungen zum physikalischen Begriff der *Kohärenz* nachgeholt werden: Unter Kohärenz wird die *phasen*gleiche Ausrichtung eines *frequenz*gleichen Strahlenbündels verstanden, wie sie beispielsweise für den Laserstrahl typisch ist. Der Kohärenzgrad gibt also das Ausmaß an Ordnung an. Es ist leicht verständlich, daß es bei einer Phasendifferenz, also der zeitlichen Verschiebung ansonsten frequenzgleicher (also „*monochromatischer*") elektromagnetischer Signale durch *destruktive Interferenzen* zu Informationsabschwächungen kommt. Um wieviel effektiver ein kohärenter Lichtstrahl gegenüber einem nicht kohärenten ist, dürfte aus der Lasertechnik allgemein bekannt sein.

In Kapitel 3 wurde ausgeführt, daß für den Informationsaustausch im Organismus kohärente Strahlung (also Laserstrahlung) erforderlich ist, daß – wahrscheinlich – Kohärenz (also ein hoher Ordnungsgrad) Voraussetzung ist für einen einwandfreien Informationtransfer an unsere Regelkreise.

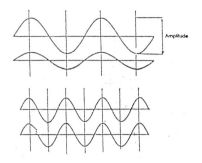
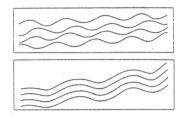

Abb. 12a: Kohärenz

Abb. 12b: Lichtbündel ohne räumliche Kohärenz (oben). Ideales zeitlich und räumlich kohärentes Lichtbündel (unten).

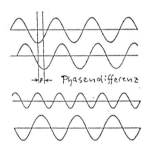

Abb. 12c

Abb. 12a: Kohärenz führt durch Überlagerung zu Amplitudenverstärkung.
Abb. 12b: Inkohärente und kohärente Strahlen.
Abb. 12c: Inkohärenz führt zu destruktiver Interferenz

Bei der nun ohnehin sehr geringen Intensität der Feldoszillation, wie sie bei der Kommunikation im Organismus besteht, ist der Kohärenzgrad von außerordentlicher Bedeutung. Mit anderen Worten: Kohärenzverlust – also Ordnungsverlust in der Oszillation speziell der DNA – kann katastrophale Folgen für das kybernetische System des Organismus haben.

Es ist anzunehmen, daß jede zelluläre Desintegration mit einem Kohärenzverlust der zugehörigen Oszillation einhergeht. Damit sollte aber auch die Wiederherstellung der Kohärenz ein therapeutisches Prinzip sein.

Die von Popp und Mitarbeitern nachgewiesene *ultraschwache Lumineszenz* tritt praktisch überall in lebenden Organismen auf. Die Entstehung holographischer Muster durch Interferenzen im Organismus ist also naheliegend!

Und müßten dann nicht durch die entstehenden Interferenzen der kohärenten Organ- und Gewebsstrahlung in unserem Organismus – entsprechend der zuvor geschilderten technischen Herstellung – Hologramme auf der Körperoberfläche erzeugt werden? Wären damit beispielsweise die Zonen am Ohr, an der Fußsohle, an der Zunge oder im Auge gar keine so erstaunlichen Phänomene mehr, sondern schlichte Hologramme?

Die eigentlich hierher gehörende Darstellung Bohms *„impliziter und expliziter Ordnung"* würden den Rahmen dieser Abhandlung sprengen und kann nur kurz gestreift werden. Der näher interessierte Leser sei daher auf die in der Fußnote[46a] angegebene entsprechende Literatur verwiesen.

Das im Kapitel über die Quantenmechanik geschilderte Prinzip der Nicht-Lokalität hat seine völlige Entsprechung auch im *holographischen Prinzip*. Dort wurde ausgeführt *(Bellsches Theorem)*, daß es bei Quantensystemen eine Trennung und Trennbarkeit – unabhängig von einer wahrgenommenen Distanz – nicht gibt. Jede Veränderung des einen Anteils betrifft immer auch den anderen, wie groß die tatsächliche(?) Entfernung voneinander auch sein mag.

Im holographischen Prinzip ist die Untrennbarkeit dadurch gegeben, daß infolge von Wellenfunktionen in jedem Teil die Gesamtheit enthalten ist. In der *impliziten* Ordnung nach Bohm, der *„eingefalteten"* oder *„verhüllten"* Ordnung, gibt es keine Trennbarkeit. Erst in der expliziten Ordnung, der *„entfalteten"* oder *„manifesten"* unserer Seinsebene erscheint Trennbarkeit oder Lokalität. Diese beiden Ordnungen befinden sich nach Bohm in ständigen fluktuierenden Übergängen, in einer *„Holobewegung"*.

Dies sind nun keine esoterischen Phantasmen, sondern es ist immerhin die Interpretation moderner Forschungsergebnisse durch einen der angesehensten Physiker unserer Zeit.

Auch dieses Modell ist für den, der sich damit zum erstenmal auseinandersetzt, nicht gerade leicht verständlich. Aber Niels Bohr sagte einmal, eine große Idee, die anfänglich nicht als bizarr erscheint, sei nicht der Rede wert.[46]

Ein von Bohm angeführtes Experiment erleichtert vielleicht das Verständnis ein wenig: Gibt man in einen Glaszylinder mit Glyzerin einen Tropfen nichtlöslicher Tinte und bringt man durch einen besonderen Mechanismus die Flüssigkeit langsam in Rotation ohne zu vermischen, dann wird der Tropfen allmählich zu einem dünnen Faden ausgezogen und ist schließlich nicht mehr sichtbar. Wenn man nun entgegengesetzt drehen läßt, erscheint wieder der allmählich zum Tropfen schrumpfende Faden.

Eine neue Sicht der Wirklichkeit

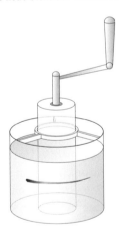

Abb 13: Wenn man einen Tropfen Tinte in ein mit Glyzerin gefülltes Gefäß gibt und dann einen Zylinder innerhalb des Gefäßes dreht, scheint sich der Tropfen zu verteilen und zu verschwinden. Dreht man aber den Zylinder in die Gegenrichtung, wird der Tropfen wieder sichtbar. Für Bohm ist dieses Phänomen ein Beispiel dafür, daß Ordnung entweder manifest (explizit) oder verhüllt (implizit) sein kann.

Der Tropfen war sozusagen „*eingefaltet*" in der Flüssigkeit vorhanden und unsichtbar und erst durch die „*Entfaltung*" wieder sichtbar geworden.

Bohm stellt noch verschiedene Beispiele vor, um die *Holobewegung* und die mit ihr verbundenen Illusionen in unserer Wahrnehmung zu verdeutlichen.

Eine wesentliche Konsequenz ergibt sich aus der neuen ganzheitlichen Sicht des Universums: Während nach den Vorstellungen der klassischen, mechanistischen Naturwissenschaft der Zustand des Ganzen von seinen Teilen bestimmt wurde, der Zustand eines Systems vom Verhalten seiner Subsysteme und Bestandteile, wird nach quantentheoretischen Vorstellungen und auch aus holographischer Sicht **das Verhalten der Teile vom Ganzen bestimmt**. Ein Gesichtspunkt, der m.E. auch in der Systemtheorie noch nicht genügend berücksichtigt wird.

„Die Welt ein Hologramm".

Ökologisches Denken, ökologische Ethik, ökologische Wirtschafts- und Gesellschaftsmodelle sind somit nicht Modetrend oder auch nur für ein Überleben der Menschheit nötige pragmatische Forderungen, sondern ergeben sich zwangsläufig aus den modernen wissenschaftlichen Erkenntnissen der Vernetztheit von allem mit allem, wie auch aus dem holographischen Modell.

Die Welt ist ein Hologramm, der menschliche Organismus eine Ansammlung von Organen! Auch hierin und in der eher noch weiter getriebenen Spezialisierung ist der Anachronismus unserer derzeitigen Medizin zu erkennen.

Die Forderung nach einer **„holistischen", einer „ganzheitlichen Medizin"** ist damit nicht ein vom Trend diktiertes Schlagwort, sondern unmittelbare Konsequenz wissenschaftlicher Forschungsergebnisse.

8 Chaosforschung – von Attraktoren, Fraktalen und dem Apfelmännchen

Während die Quantenphysik, da vorwiegend mit dem subatomaren Bereich beschäftigt, uns als ungeheuer fernliegend und uns kaum tangierend erscheint, übt die Chaosforschung – nach der üblichen anfänglichen Ablehnung – offensichtlich eine enorme Faszination aus.

Anscheinend erhofften sich viele Wissenschaftler – vor allem aber die interessierten, aber zuweilen recht oberflächlich informierten Laien – die Befriedigung eines elementaren Bedürfnisses nach Ordnung. Schien doch durch die Erkenntnisse des Chaosforschung die durch die Quantenphysik ausgelöste Verunsicherung (würfelt Gott tatsächlich?) wieder einigermaßen von uns genommen zu werden.

Allerdings durfte man hierfür nur den einen Aspekt der Chaosphysik seinem erschütterten Weltbild einverleiben: nämlich die mit den neuen Möglichkeiten häufig zu beobachtende Existenz von komplexen Ordnungsstrukturen in einem vermeintlich chaotischen Verhalten oder in vermeintlich chaotischen Anordnungen; oder auch das neue Wissen um die möglichen Übergänge von Chaos in Ordnungsstrukturen.

Die Mandelbrotschen Apfelmännchen sind zu Symbolfiguren unserer Zeit geworden und haben an Beliebtheit längst Teddybär und Mickymaus übertroffen.

Weniger populär scheint der andere Aspekt der Chaosforschung zu sein: die Erkenntnis nämlich, daß jedes System bei zunehmender Komplexität in Chaos übergehen kann.

Vielleicht ist die erstaunliche und rasche Breitenwirkung auch aus der Faszination zu erklären, die offensichtlich von dem Wort oder dem Begriff „Chaos" ausgeht. Jedenfalls steht heute wohl außer Frage, daß die Chaosphysik sämtliche Natur- und Geisteswissenschaften beeinflußt hat und mit noch kaum absehbaren Konsequenzen weiter beeinflußt.

Für die Medizin scheint sich hierdurch eine neue Sicht unter anderem auf dem Gebiet der Geisteskrankheiten, der Epidemiologie und der Herzrhythmusstörungen anzubahnen.

Worum geht es denn nun bei der Chaosforschung, und was sind die wesentlichen Ergebnisse?

Eigentlich ist die Bezeichnung „Chaosforschung" etwas irreführend. Tatsächlich geht es um die Erforschung hochkomplexer, vor allem dynamischer Strukturen, von nichtlinearen Systemen und ihren Rückkoppelungseffekten, von Mehr-Körper-Wechselwirkungen und – als mathematische Konsequenz – um die Lösung unlösbarer Gleichungen.

„Chaos" – griechisch = „die Kluft" oder „der Abgrund" – bekam schon sehr früh die philosophische Bedeutung des „Ungeordneten". In diesem Sinne ging es dann auch in die meisten Sprachen des westlichen Kulturkreises ein. In vielen Mythologien wie auch in philosophischen Systemen ist Chaos der Urgrund, aus dem alles Existierende hervorging.

In der mechanistisch-deterministisch geprägten Weltsicht der vergangenen beiden Jahrhunderte erhielt der Begriff „Chaos" dann eine neue Bedeutung. Da ja alles Existierende den bekannten Naturgesetzen folgt, ist letztlich **jede** Anordnung und **jede** Entwicklung regelhaft. Jedes System ist prinzipiell berechenbar, jeder Verlauf prinzipiell voraussehbar. Wie Laplace es formuliert hatte, ist nur erforderlich, die Position und die Bewegung eines jeden Teils zu kennen, um die Entwicklung des gesamten Universums vorauszuberechnen („Die universelle Formel"!). Für Chaos im ursprünglichen Sinne ist in dieser Weltsicht kein Platz mehr. Naturgesetze, Kausalität, Determinismus schließen die Ungeordnetheit aus.

Was uns als ungeordnet, als chaotisch erscheint, ist in diesem Weltbild lediglich eine Anordnung von so hoher Komplexität, daß wir infolge unserer Beschränktheit die Ordnung und Regelhaftigkeit noch nicht erkennen können. Soweit die klassische, mechanistisch-deterministische Sicht des Chaos.

Im letzen Drittel des vorigen Jahrhunderts erfuhr der Chaosbegriff mit der Formulierung der Entropiegesetze durch L. Boltzman eine neue, unser Weltbild nachhaltig prägende Deutung. Die mit der *Irreversibilität von Prozessen* verbundene Entropiezunahme – also die Zunahme nicht mehr verwertbarer Energie – müsse schließlich zu einer fortschreitenden Desorganisation des Universums führen, zum sogenannten unentrinnbaren „Wärmetod". Der Wärmetod als Ziel der Evolution! Die leidige Sinnfrage erübrigt sich hier.

Diese Form des Chaos könnte man im Gegensatz zum „aktiven" Chaos der Ursubstanz als das „passive" Chaos bezeichnen.

Unnötig zu erwähnen, daß es nach dem in der Medizin noch gültigen mechanistisch-deterministischem Paradigma auch in biologischen Systemen wie dem menschlichen Organismus chaotische Entwicklung allenfalls in diesem Sinne geben kann.

Nun zu den aus der modernen Chaosphysik gewonnenen Erkenntnissen. Dabei wird die eigentlich recht interessante, historische Entwicklung bewußt vernachlässigt und lediglich die Erleuterung einiger Grundbegriffe erfolgen. Doch selbst diese Einschränkung wird in Anbetracht der Bedeutung für unsere künftige Medizin dem Autor und dem Leser eine etwas umfangreichere theoretische Darstellung nicht ersparen.

Man kann sich der Chaostheorie und den Ergebnissen der Chaosforschung auf verschiedene Weise nähern.

Eine Möglichkeit beseht darin, Bekanntes und Vertrautes einmal unter einem neuen Aspekt anzusehen.

8.1 Die attraktiven Attraktoren

Das Fallen eines Apfels vom Baum, das Verschwinden einer Billardkugel im Loch, das Fließen eines Baches ins Tal: All das sind Phänomene, die für uns selbstverständlich geworden sind und die wir entsprechenden Naturgesetzen zuschreiben – hier also der Schwerkraft oder, moderner ausgedrückt, der Krümmung der Raumzeit. Wenn wir aber statt dessen das alte Wort der Erdanziehung verwenden, kommen wir der Bedeutung des „Attraktors" schon sehr nahe. Für den Bach ist das Tal der Attraktor, für die Billardkugel die Tiefe des Lochs, für den Apfel der Boden unter dem Baum. Nun geht aber die Bedeutung des Begriffs „Attraktor" weit über diese mehr oder weniger gegenständliche Vorstellung der „Anziehung" („Attraktor" heißt ja übersetzt „der oder das, was anzieht") hinaus.

Der Attraktor stellt auch keineswegs immer einen Punkt dar, an dem eine Bewegung zu Ende kommt. Der Attraktor kann auch die

Region beschreiben, in der die Bewegung eines Objektes, eines Systems gleichförmig, konstant wird, also ihr „Ziel" erreicht. Der Attraktor als mathematisch-physikalisches Kürzel kann somit die Form einer Linie, einer Kurve annehmen. Und mit dieser Kurve läßt sich das Ziel eines dynamischen Systems darstellen.

Um dies verständlicher zu machen, sollten vielleicht zunächst zwei andere mathematisch-physikalische Begriffe erläutert werden: der *„Phasenraum"* und die *„Phasenraumkurve"*.

Man kann die Lage eines Objekts auf einer Fläche bekanntlich mit Hilfe zweier Koordinaten bestimmen, z.b. einen Punkt auf einem karierten Blatt Papier. Man braucht nur von einem Fixpunkt aus – z.b. der linken unteren Ecke – die Quadrate nach oben und seitlich bis zum Punkt zu zählen; die Lage des Punktes ist dann mathematisch exakt zu beschreiben, z.B. x = 9, y = 7. In gleicher Weise ist auch die Beschreibung der Lage eines Gegenstandes im Raum möglich; man braucht dafür lediglich eine Koordinate mehr (x, y und z). Die Lage eines ruhenden Objekts ist damit (und schon seit Descartes) mathematisch exakt definierbar.

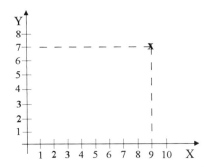

Abb. 14: Lagedefinition eines Punktes im Koordinatensystem (x = 9, y = 7).

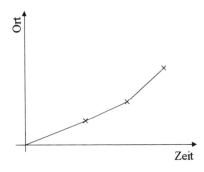

Abb. 15: Beschreibung eines sich **bewegenden** Objektes mit Hilfe von Koordinaten.

Gehen wir nun einen Schritt weiter, zur Beschreibung eines sich bewegenden Gegenstands: Auch hier ist es möglich, die Lage des sich bewegenden Gegenstands jeweils *zu einem bestimmten Zeitpunkt* als Punkt auf unserem Koordinatensystem einzutragen. Wenn wir diese Punkte miteinander verbinden, erhalten wir eine Kurve, die uns über die Bewegung des Gegenstands Aufschluß gibt. Die Bewegung eines Objekts mit konstanter Geschwindigkeit ist also relativ leicht darzustellen.

Komplizierter wird es erst, wenn sich Objekte mit wechselnder Geschwindigkeit und womöglich mit wechselnder Richtung bewegen. Aber auch hierfür gibt es mathematische Möglichkeiten durch die Zuhilfenahme des fiktiven sogenannten „*Phasenraums*" (auch als „*Zustandsraum*" bezeichnet). Dieser Phasenraum ist nichts anderes als das zur Lagebeschreibung eines ruhenden Objekts benutzte Koordinatensystem mit einer zusätzlichen Koordinate für die Geschwindigkeit, richtiger: für den *Impuls* (= Masse · Geschwindigkeit). Man kann also von mit unterschiedlicher Geschwindigkeit sich bewegenden Objekten eine „Phasenraumkurve" erstellen, um den Bewegungsablauf und die Geschwindigkeit an jedem Ort exakt zu beschreiben (beispielsweise von einer Rakete in den einzelnen Phasen und nach Zündung der verschiedenen Stufen).

Allerdings bedeutet die graphische Darstellung auf einem Blatt Papier, also nur zweidimensional, eine erhebliche Vereinfachung, da uns neben der Impuls-Koordinate zur Darstellung des Ortes im Raum nur eine Koordinate verbleibt, beispielsweise die Höhe über der Erde oder die Abweichung von einem Mittelpunkt.

Im umseitig abgebildeten Raum-Zeit-Diagramm (A) sind zwei verschiedene Objekte dargestellt. Objekt 1 (O_1) verharrt bewegungslos am selben Ort, während die Zeit fortschreitet. Entsprechend wird sein Verhalten im Raum-Zeit-Diagramm als horizontale Gerade dargestellt. Objekt 2 (O_2) dagegen bewegt sich mit gleichförmiger Geschwindigkeit, was sich im Diagramm als schräg aufwärts steigende Linie ausdrückt.

Das Diagramm B stellt einen Phasenraum (oder „*Zustandsraum*") dar, in dem die Bewegungen eines Autos auf einer Rennstrecke beschrieben werden sollen:
Ab Startpunkt A (km 0) beschleunigt das Fahrzeug zunächst kon-

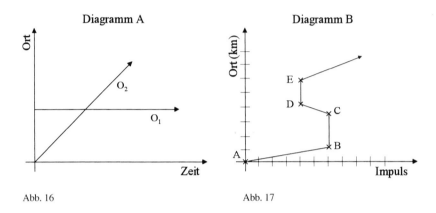

Abb. 16 und 17: Vom Raum-Zeit-Diagramm zur Phasenraumkurve.

tinuierlich bis zu Punkt B nach etwa 1 km. Von Punkt B bis zu Punkt C fährt es weiter mit konstanter Geschwindigkeit (also unverändertem Impuls). Bei Punkt C muß es infolge schlechter Fahrbahn stark abbremsen und fährt ab Punkt D mit verminderter gleichmäßiger Geschwindigkeit weiter, bis es bei Punkt E wieder deutlich beschleunigen kann.

Die Phasenraumkurve gestattet also wesentlich mehr Informationen über das Verhalten sich bewegender Objekte als das einfache Raum-Zeit-Diagramm.

In Wirklichkeit allerdings haben wir es zumeist mit einem sechsdimensionalen Phasenraum zu tun, nämlich mit den drei Raumdimensionen und den drei Dimensionen für den Impuls in jeder Raumdimension. Für die mathematische Berechnung scheint aber die hier liegende Begrenzung unseres Vorstellungsvermögens keine Rolle zu spielen (nicht einmal bei einem ganzen System, das aus n Teilen besteht und somit die Phasenraumkurven im n · sechsdimensionalen Phasenraum zu berechnen sind!).

Ein hervorragend anschauliches und gern verwendetes Beispiel für eine solche Beschreibung und die Erstellung einer Phasenraumkurve ist das Pendel. Hier werden nämlich zur Darstellung nur zwei Dimensionen (da nur zwei Variablen!) benötigt. Wenn wir im geläufigen Koordinatensystem die Abszisse zur Darstellung des Ortes (oder der Abweichung des Pendels von der Mitte) und die Ordinate zur Darstellung der Geschwindigkeit benutzen, läßt sich jede Phase der Pendelbewegung als Punkt in diesem Phasenraum einzeichnen und wir erhalten schließlich Phasenraumkurven, die das im folgenden gezeigte Aussehen haben.

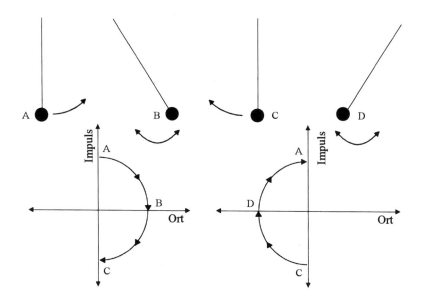

Abb. 18: Erstellung einer Phasenraumkurve der Pendelbewegung. Die periodische Bewegung ergibt eine eliptische oder Kreis-Form.

Bei einem Anstoß des Pendels nach rechts haben wir zunächst bei der Ortsabweichung 0 einen maximalen Impuls, dargestellt auf der Ordinate mit Punkt A. Mit zunehmendem Ausschlag des Pendels nach rechts (dargestellt über der Abszisse rechts) nimmt die Geschwindigkeit des Pendels ab und erreicht schließlich am Punkt B den Wert Null. Gleichzeitig ist die maximale Abweichung von der Mitte erreicht. In der Folge kehrt das Pendel mit (umgekehrt) zunehmendem Impuls (auf der negativen Ordinate dargestellt) zurück, erreicht bei Punkt C (Ortsabweichung 0) wieder die maximale Geschwindigkeit, schlägt infolge seiner Trägheit über die Mittellage hin aus, wobei die Geschwindigkeit laufend abnimmt und bei D (maximaler Ausschlag) Null erreicht. Im weiteren kehrt das Pendel mit wieder umgekehrtem Impuls zur Mittellage zurück.

Die Phasenraumkurve des Pendels hat also die Form eines Kreises. Oder ganz allgemein: Die periodische oder oszillierende Bewegung eines Systems, das jeweils wieder in seine Ausgangslage zurückkehrt, stellt sich in der Phasenraumkurve als Kreis (oder Ellipse) dar.

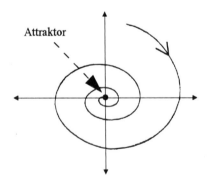

Abb. 19: Phasenraumkurve eines durch den Luftwiderstand allmählich zur Ruhe kommenden Pendels. Der Attraktor ist das Zentrum der Spirale.

Die zuvor entwickelte Phasenraumkurve gilt jedoch nur für ein Pendel im luftleeren Raum. Unter normalen Bedingungen wird nämlich durch die Reibung in der Luft die Bewegung des Pendels allmählich reduziert und kommt schließlich zum Stehen. Die entsprechende Phasenraumkurve hat folglich die Form einer Spirale. Und der Mittelpunkt dieser Spirale repräsentiert den Attraktor eines solchen Pendels. Der Attraktor eines derartigen allmählich zur Ruhe kommenden Systems wird also durch einen einzigen Punkt dargestellt (Abb. 19).

Nachdem die für das Verständnis des folgenden notwendigen Begriffe des Phasenraums, welche noch der klassischen Mechanik zugehören, erörtert wurden, kehren wir nun wieder zu den für die Chaosforschung so wichtigen Attraktoren zurück.

Wie zuvor schon erwähnt, stellt sich der Attraktor keineswegs immer als Punkt dar wie im Falle des durch die Luftreibung zum Stehen kommenden Pendels. Vielmehr bezeichnet der Attraktor – auch das wurde oben schon erwähnt – die Region im Phasenraum, in der die Bewegung eines dynamischen Systems gleichförmig wird.

Wie sieht beispielsweise der Attraktor der Pendelbewegung einer Uhr oder eines Metronoms aus, die man aus dem Takt zu bringen versucht? Zunächst schwingt das Pendel trotz der Dämpfung durch den Luftwiderstand infolge der laufenden Energiezufuhr völlig gleichmäßig und rhythmisch. Seine Phasenraumkurve entspricht also einem Kreis. Wie aber sieht der Attraktor aus?

Der wird erst deutlich, wenn wir versuchen, durch einen kurzen Anstoß die Pendelbewegung zu beschleunigen oder durch ein Abbremsen den Impuls zu reduzieren. Wir werden beobachten, daß sich eine Abweichung vom ursprünglichen Rhythmus nur für eine relativ kurze Zeit erzielen läßt, was sich bei Übertragung in unsere Phasenraumkurve als spiralige Anhängsel außen oder innen am Kreis darstellt. Das heißt: Trotz äußerer Einwirkungen und Veränderungen des Bewegungsablaufs kehrt dieses dynamische System immer wieder zu seiner zyklischen Bahn im (fiktiven) Phasenraum zurück. Diese zyklische Bahn ist also sein Attraktor, sein Endzustand. Entsprechend seiner Form wird dieser Attraktor als *„Grenzzykelattraktor"* oder kurz als *„Grenzzykel"* bezeichnet.

Wesentlich für die Eigenschaft als Grenzzykellattraktor ist somit die Fähigkeit eines periodischen Systems, trotz äußerer Störungen

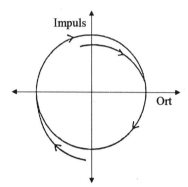

Abb. 20: Der Grenzzykelattraktor. Rückkehr eines periodisch sich bewegenden Systems nach äußerer Einwirkung.

und kurzfristiger Abweichungen immer wieder in sein anfängliches stabiles Verhalten zurückzukehren, ganz im Gegensatz beispielsweise zu dem oben geschilderten Pendel im luftleeren Raum, dessen Phasenraumkurve zwar ebenfalls einen Zyklus bildet, das aber nach Anstoß oder Abbremsung infolge der Trägheit in der neuen Bewegung verharrt, wobei seine Phasenraumkurve dann einen größeren oder kleineren Zyklus bildet.

Die Grenzzyklen spielen, wie man heute weiß, eine ganz bedeutende Rolle in der Natur. So hat sich gezeigt, daß das Verhalten ganzer Populationen diesen Grenzzyklen folgt. Als Beispiele hierfür werden Raubtier-Beute-Systeme (wie Hechte und Forellen in einem See oder Luchse und Schneehasen) angeführt.

Nun gehört zu den Erkenntnissen der modernen Naturwissenschaften und insbesondere der Chaosforschung, „*daß alles mit allem vernetzt ist*". So kann eigentlich auch ein Raubtier-Beute-System mit nur zwei Variablen nicht isoliert gesehen werden. Tatsächlich sind solche Systeme immer gekoppelt mit anderen Systemen. Und so stellt sich die Frage – wenn wir Schritt für Schritt vorgehen und unser Vorstellungsvermögen allmählich anpassen wollen –, wie sieht der Attraktor zweier miteinander gekoppelter, also wechselwirkender, periodischer Systeme aus?

Vielleicht stellt sich aber der Leser hier die Frage, wieso sich die Wissenschaftler nur für das Verhalten von so abstrakten Gebilden wie den Attraktoren in einen fiktiven Phasenraum interessieren, statt für die realen Systeme selbst.

Die Antwort ist einfach und lautet: Bei hochkomplexen dynamischen Systemen läßt sich deren Bewegungsablauf kaum mehr darstellen und untersuchen, wohl aber deren Abstrakt. Dies wird vor allem deutlich, wenn wir einige Schritte weiter gehen.

Zunächst also zum Attraktor zweier gekoppelter in Grenzzyklen oszillierender Systeme: Wie relativ leicht vorstellbar, umkreist hier der Grenzzykel des einen Systems den Grenzzykel des anderen, wobei die Bahnen senkrecht zueinander stehen. Der Grenzzykel des einen Systems windet sich also spiralig um den Grenzzykel des anderen Systems. Das hieraus entstehende Gebilde ist somit ein Ring oder „*Torus*".

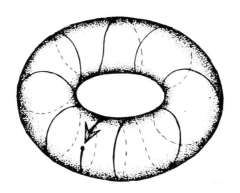

Abb. 21: Die Ringform Torus: Seine Oberfläche bildet den (gemeinsamen) Attraktor zweier gekoppelter Systeme. Nur bei „streng periodisch" gekoppelten Systemen kehrt die Attraktorbahn wieder in den Ausgangspunkt zurück.

Der dreidimensionale Torus stellt den Attraktor **zweier** gekoppelter rhythmischer Systeme dar – oder richtiger: Der gemeinsame Attraktor beider gekoppelter Systeme wandert als Punkt spiralig entlang der Oberfläche eines dreidimensionalen Torus.

All dies folgt noch einer recht strengen Gesetzmäßigkeit und das Verhalten solcher Systeme läßt sich auch relativ gut vorausberechnen.

Wenn nun **mehrere** solcher Systeme miteinander verkoppelt sind, wird auch deren (torusförmiger) Attraktor **mehrdimensional!**

Ein Torus ist gewöhnlich ein dreidimensionales Gebilde. Und bei drei Dimensionen endet auch unser Vorstellungsvermögen. Aber für mathematische Berechnungen sind auch mehrdimensionale Räume und Gebilde kein Problem. (Der Leser erinnert sich an den zuvor schon beschriebenen sechsdimensionalen Phasenraum der klassischen Mechanik!)

Es scheint also zumindest mathematisch mit der Verkoppelung beliebig vieler Systeme keine weiteren Probleme zu geben.

Und doch lauert hier versteckt das Chaos! Eigentlich wußte man ja schon immer, daß Gleichungen für mehr als zwei Körper mathematisch nicht exakt lösbar sind. Man half sich eben mit sogenannten „schrittweisen Näherungen" und kam damit zu durchaus ausreichenden Ergebnissen. Und offensichtlich konnte man die Einflußgröße eines dritten Körpers als minimal betrachten und somit ignorieren. Schließlich lautet ein Satz des Kausalgesetzes: Kleine Ursachen haben auch kleine Wirkungen. Und minimale Störungen haben tatsächlich minimale Auswirkungen – *in linearen Systemen, also solange sie sich nicht durch Rückkoppelung aufschaukeln!*

Rückkoppelungsphänomene wurden in der Vergangenheit für außerordentlich selten gehalten bzw. sie waren vor Begründung von Kybernetik und Systemtheorie kaum Gegenstand von Untersuchungen.

In Kapitel 4 wurden Rückkoppelungsphänomene eingehend beschrieben und in Kapitel 5 lineare und nichtlineare Systeme. Man erinnere sich: Linear bedeutet: A bewirkt → B, B bewirkt → C, C bewirkt → D etc. . . . In nichtlinearen Systemen (und die sind in der Realität recht häufig) wirkt B oder C wieder zurück auf A, also auf

die Anfangsbedingungen, fließt wieder ein in die erneute Entstehung
von B und C: A → B → C →

Dieser Vorgang hat seine mathematische Entsprechung in „nichtlinearen Gleichungen" und in der *Iteration*".
Bei solchen Kreisprozessen wird also die Wirkung immer wieder zu ihrer eigenen Ursache.
Daß solche Rückkoppelungen überhaupt zustandekommen, dafür sind allerdings weitere Voraussetzungen erforderlich, z.B. eine gewisse, zur Resonanz führende Übereinstimmung der Perioden (Frequenzen) der gekoppelten Systeme. Die Frequenzen der gekoppelten Systeme müssen in einem *einfachen* Verhältnis zueinander stehen, oder, anders ausgedrückt: Die Periodendauer des einen Systems muß ein *ganzes Vielfaches* der Periodendauer des anderen Systems bilden. Damit ist das gekoppelte System *„streng periodisch"*. Entspricht das Verhältnis der Einzelfrequenzen der gekoppelten Systeme nicht exakt einem ganzen Vielfachen, kann das Verhalten der Systeme wie periodisch erscheinen, ohne es tatsächlich zu sein. Man spricht dann von *„quasiperiodischem"* Verhalten.

An unserem weiter oben beschriebenen Torusmodell lassen sich solche Rückkoppelungen recht anschaulich darstellen.

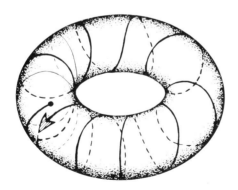

Abb. 22: Torus-Attraktor bei „quasiperiodisch" gekoppelten Systemen. (Die Frequenzen entsprechen **nicht** einem ganzen Vielfachen.) Der Attraktor erreicht nie mehr seinen exakten Ausgangspunkt.

In einem streng periodisch gekoppelten System erreicht der Attraktor nach einem Umlauf auf dem Torus wieder exakt seinen Ausgangspunkt. Er wiederholt immer wieder die völlig gleiche Bahn. In einem quasiperiodischen System erreicht der Attraktor nie mehr exakt den gleichen Punkt und er wiederholt nie mehr die gleiche Bahn.

Glücklicherweise sind die meisten gekoppelten Systeme – wie beispielsweise auch unser Planetensystem – quasiperiodisch. Glücklicherweise; denn wären sie periodisch, würde sich eine zunächst minimale Störung – beispielsweise durch den Einfluß eines dritten Körpers – infolge der laufenden Rückkoppelung immer mehr aufschaukeln und schließlich katastrophale Formen annehmen.

Ihre Stabilität verdanken also gekoppelte Systeme lediglich ihrer Quasiperiodizität.

Daß streng periodische Systeme so selten sind, hängt zusammen mit dem Verhältnis von rationalen zu irrationalen Zahlen, da letztere unendlich häufiger sind. Immerhin sind natürlich auch streng periodische Systeme möglich, mit der Konsequenz, daß ihr Bewegungsablauf infolge der Rückkoppelung schließlich chaotisch wird.

Interessanterweise kam bereits um die Jahrhundertwende der französische Mathematiker Henri Poincaré zu dieser Erkenntnis. Aber auch hier gilt wieder die häufige Beobachtung: Wenn für eine Entdeckung, eine Erkenntnis die Zeit noch nicht reif ist, bleibt sie einfach unbeachtet. Vielleicht weil etwa gleichzeitig sich in der Physik weitere revolutionäre Prozesse abspielten, vielleicht auch weil Poincaré selbst äußerte „diese Dinge sind so bizarr, daß ich es nicht ertrage, weiter darüber nachzudenken". Jedenfalls gerieten seine Berechnungen bis in die sechziger Jahre wieder in Vergessenheit.

Was Poincaré damals noch so bizarr erschien und was die übrige Wissenschaft nicht einmal zur Kenntnis nahm, gilt heute schon fast als Allgemeinplatz, immerhin als zentrale Erkenntnis der Chaosforschung: daß „die Möglichkeit des Chaos zum Wesen nichtlinearer Systeme gehört".

Der vertraute Satz des Kausalgesetzes „ungefähr gleiche Ursachen haben ungefähr die gleiche Wirkung" hat keine allgemeine Gültigkeit mehr.

Als praktische Bestätigung der mathematisch-theoretischen Erkenntnisse fand man inzwischen in unserem Sonnensystem Hinweise auf Instabilitäten durch chaotisches Anwachsen von Störungen durch Rückkoppelung in streng periodischen Systemen.

Kehren wir nochmals zu den Attraktoren zurück.

Wie ausgeführt, können mit Hilfe der Attraktoren noch Regelhaftigkeiten dargestellt werden in hochkomplexen dynamischen Systemen mit vermeintlichem, bis hin zu tatsächlich chaotischem Verhalten. Mit Zunahme von Komplexität und Turbulenz nehmen dabei die zunächst punktförmigen statischen, dann zyklisch wandernden, dann torusförmigen Attraktoren immer seltsamere Formen an, schließlich so seltsam, daß sie sogar danach benannt wurden.

Abb. 23 zeigt den von Eduard Lorenz bei seinen Wetterforschungen entdeckten sogenannten *„seltsamen Attraktor"*, der als typisches Beispiel gilt für den Übergang eines Systems von Ordnung in Chaos.

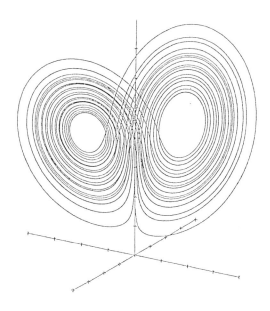

Abb. 23: Der „seltsame Attraktor", Ausdruck der Ordnung im Chaos (oder des Chaos in der Ordnung). Indeterminiertheit trotz Regelhaftigkeit!

Man beachte, daß die Attraktorbahnen – entgegen den durch die zweidimensionale Abbildung suggerierten Eindruck – sich nirgends berühren und nirgends überkreuzen, der Attraktor also niemals zu einem früheren Punkt zurückkehrt. (Andernfalls wäre das System ja periodisch!) Die scheinbare Überkreuzung der Bahnen auf unserer Abbildung kommt nur durch die Projektion zustande. In Wirklichkeit und im dreidimensionalen Raum berühren sich infolge der Verkantung die Bahnen nirgends.

Dieses Gebilde scheint von faszinierender Ordnungsstruktur. Und doch ist es zugleich der Ausdruck von *Unvorhersagbarkeit;* denn das Verhalten des in seinem Attraktor dargestellten Systems kann zu einem bestimmten Zeitpunkt an jeder beliebigen Stelle innerhalb dieses Gebildes liegen.

Eine Paradoxie – ähnlich vielleicht, wie wir sie schon bei den Erörterungen der Quantenmechanik vorgefunden haben – scheint darin zu liegen, daß bei aller Regelhaftigkeit keine exakten Voraussagen möglich sind. Das Verhalten solcher Systeme ist nicht determiniert.

8.2 Bifurkationen und das Feigenbaum-Szenario

Auch hier erleichtern uns Erkenntnisse aus früheren Jahrhunderten den Einstieg.

Der Mathematiker Verhulst hatte um die Mitte des vorigen Jahrhunderts eine trickreiche, aber einfache Formel zur Berechnung des Verhaltens von Populationen entwickelt:

$P_{n+1} = P_n + P_n{}^*k^* (1-P_n)$

Das bedeutet also: Die Bevölkerung P im folgenden Jahr (nach dem Jahr n, also n+1) wird sein wie die Bevölkerung in diesem Jahr (P_n) mit einem Zuwachs (+) die Bevölkerung in diesem Jahr mal dem Wachstumsfaktor k.

Lassen wir zunächst den zwar sehr wesentlichen, in Klammern gesetzten Term (1–Pn) beiseite.

Angenommen, im Jahre 93 hausen in einem Keller 10 Mäuse. Bei einem jährlichen Wachstumsfaktor k=1 sind im Jahre 94 10+10*1, also 20 Mäuse zu erwarten. (Dies entspricht einer Verdoppelung

oder Wachstumsrate B=2, wenn wir die Formel später – in Anlehnung an Peat etwas anders schreiben.)
Und so läßt sich die Mäusekolonie bis beispielsweise zum Jahr 2010 errechnen.

Aber es zeigt sich bald, daß diese Rechnung so nicht stimmt; denn die Zunahme jeder Population wird schon durch äußere Faktoren, wie beispielsweise Platz- oder Nahrungsmangel begrenzt. Das heißt, irgendwann wird eine obere Grenze erreicht, bei der sich die Population einpendeln wird. Deshalb hat Verhulst in seine Formel den Term <1–Pn> aufgenommen, wobei „1" für eine angenommene mögliche Höchstzahl steht, beispielsweise 10 000. Die mathematische Raffinesse liegt darin, daß bei diesem Term mit Zahlen zwischen Null und 1 (= Obergrenze) operiert wird. Solange Pn noch weit unter 1 (also dem höchstmöglichen angenommenen Wert, hier also 10 000) liegt, spielt der Term <1–Pn> keine wesentliche Rolle. Aber wenn die Population im Jahre n (also Pn) allmählich den Wert von 1 (in unserem Beispiel 10 000) erreicht, so ergibt sich: 1–1=0 und somit Pn*k*0, was bekanntlich auch 0 ergibt. Somit wäre der Zuwachs gleich null und die Population konstant wie im Vorjahr, sie stagniert bei Pn. Aber auch vor erreichen dieses Grenzwerts ist der Wachstumsfaktor jeweils von der Population des Vorjahres abhängig. Das Wachstum ist nicht proportional, nicht **linear!** Durch den Term „1–Pn" wird also so etwas wie eine mathematische Rückkoppelung erreicht, eine Iteration. Die Gleichung wird nichtlinear.

Soweit ist alles klar und ohne weiteres verständlich. Interessant wird es erst, wenn man beginnt, mit den Wachstumsfaktoren k zu experimentieren, also statt 1 zum Beispiel 0,5 oder 1,7 oder 2,5 oder noch größere Zahlen verwendet. Es kommt nämlich dann zu sehr merkwürdigen Ergebnissen.

Wie schon erwähnt, gibt Peat die Verhulst-Formel etwas vereinfacht und dadurch übersichtlicher wieder:
Statt Pn+1 = **Pn+Pn*k*** (1–Pn) verwendet er Pn+1 = **B*Pn*** (1–Pn), wobei „B" die Geburten- oder Wachstumsrate darstellt. Der im obigen Beispiel der Mäuse gewählte Zuwachs**faktor** k=1 entspricht also der Geburtenrate B=2.

Anschaulicher als in abstrakten Zahlen läßt sich die Population natürlich auch in graphischen Kurven darstellen. Und wenn wir die Rechenergebnisse in eine Kurve übertragen, dann zeigt sich, daß beispielsweise bei einer Wachstumsrate B=1,3 die Population von einem bestimmten Ausgangswert allmählich ansteigt und schließlich infolge des Terms (1–Pn) einen Höchststand erreicht.

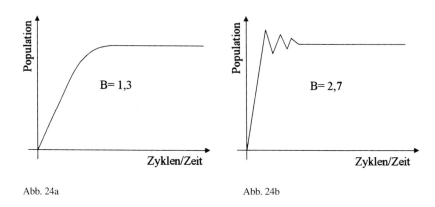

Abb. 24a   Abb. 24b

Abb. 24a und 24b: Graphische Darstellung der Populationsentwicklung bei einer Wachstumsrate B=1,3 bzw. B=2,7.

Wenn wir nun statt 1,3 für B 2,7 wählen, sehen wir natürlich zunächst einen schnelleren Anstieg der Kurve und anschließend ein allmähliches, durch das Überschießen bedingtes, Einpendeln (Oszillieren) auf einen konstanten Wert (steady state).

Die Überraschung kommt, wenn wir für B einen Wert von 3 einsetzen. Die bei niedrigeren Werten von B beobachtete Konstanz der erreichten Höchstzahl über viele Jahre kann nämlich ab B=3 nicht mehr festgestellt werden. Vielmehr geht die Bevölkerungszahl nach Erreichen eines Höchstwerts wieder zurück auf einen niedrigeren Stand, um dann wieder auf den vorherigen Höchststand anzusteigen usw. . . . Die Population pendelt also ständig zwischen zwei festen Werten hin und her (s. Kurve). Wenn wir B auf etwa 3,45 (genau auf 3,4495) weiter vergrößern, schwankt die Bevölkerungszahl rhythmisch zwischen vier festen Werten, schließlich bei einer Zuwachsrate von 3,56 zwischen acht und bei 3,569 zwischen 16 unterschiedlichen Werten bis zur jeweiligen periodischen Wiederkehr.

Bis hierher war immerhin eine Regelmäßigkeit zu erkennen, im letzten Fall allerdings erst nach jeweils 16 Jahren. Bei einer Erhöhung von B auf 3,56999 aber schwankt die Population völlig unregelmäßig – chaotisch! – zwischen den verschiedensten Werten hin und her.

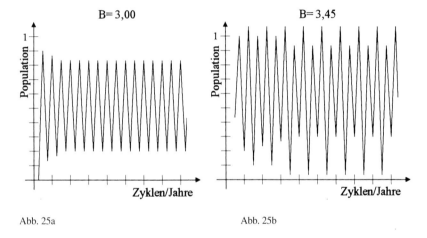

Abb. 25a und 25b: Graphische Darstellung der Populationsentwicklung bei einer Wachstumsrate B=3 bzw. B=3,45. Die überraschende Entwicklung zeigt eine regelmäßige Schwankung zwischen 2 bzw. 4 unterschiedlichen Werten.

Nun lassen sich auch die hier gezeigten Kurven noch anders darstellen. Und der aufmerksame Leser wird bereits erkannt haben, daß es sich bei den jeweils erreichten Endwerten der Populationen um Attraktoren handelt.
Wir haben also nun die Möglichkeit, unsere Bevölkerungskurven durch die graphische Darstellung der Attraktoren in einer einzigen Kurve wesentlich zu vereinfachen, wie dies bereits Robert May getan hat:

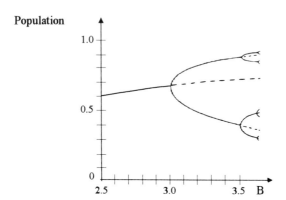

Abb. 26: Vereinfachte Darstellung der Populationsentwicklung mit Hilfe des Attraktors. Gabelungen der Populationswerte bei zunehmender Erhöhung der Wachstumsrate.

Auf der Ordinate kommt die Populationszahl zur Darstellung (man erinnere sich: In der Verhulst-Gleichung ist 1 die höchstmögliche Zahl), auf der Abszisse die jeweilige Wachstumsrate B. Wie oben ausgeführt, haben wir bis zu B=3 einen alljährlich konstanten Endwert der Bevölkerungszahl. Somit gestaltet sich der Attraktor bis B=3 als eine Linie, die einer bestimmten konstanten Populationszahl entspricht. Ab B=3 jedoch gabelt sich der Attraktor auf; denn wir haben nun ja zwei sich jährlich abwechselnde unterschiedliche Populationszahlen (s. Kurve in Abb. 25a). Die beiden aus der Gabelung, der „Bifurkation", entstandenen Attraktoren teilen sich bei B=3,4495 erneut auf, womit bereits vier Attraktoren existieren und, nach einer weiteren bei 3,56 auftretenden Bifurkation, haben sich die Attraktoren auf acht verdoppelt. Wie zuvor schon aufgezeigt, kommt es dann rasch zu weiteren Verdoppelungen der Attraktoren und schließlich mit einer Annäherung an eine unendliche Zahl von Attraktoren zum Chaos.

Solche „*Bifurkationsdiagramme*" wurden bereits von R. May entwickelt, aber erst die modernen Computer erlaubten dann Einsichten in weitere Merkwürdigkeiten, wie sie aus dem sogenannten „*Feigenbaum-Szenario*"[47] bekannt wurden.

Den „Weg zum Chaos durch Perioden-Verdoppelung" hatte schon Robert May erkannt. Doch erst Feigenbaums Computerdiagramme brachten die überraschende Erkenntnis, daß mitten im Chaos Ordnung liegt, daß aus dem Chaos wieder Ordnung entsteht.

Sehen wir uns das hier dargestellte Feigenbaum-Szenario näher an:

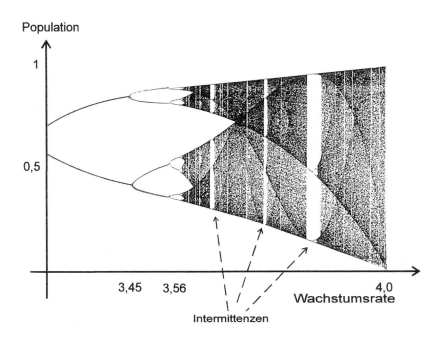

Abb. 27: Das berühmte „Feigenbaum-Szenario". Die in Abb. 25 beginnenden Bifurkationen gehen bei weiterer Erhöhung der Wachstumsrate in Chaos über, d.h. die Populationszahl liegt unvorhersagbar irgendwo im schwarzen Bereich. Die als weiße Streifen imponierenden „Intermittenzen" stellen überraschende Inseln der Ordnung mit wenigen Attraktoren dar.

Der (liegende) Baum (Abb. 27) beginnt links im Bild mit dem bereits aufgespalteten Attraktoren-Stamm in zwei Attraktoren, also bereits nach der ersten (bei Wachstumsrate B=3 auftretenden) Bifurkation. Dieser Abschnitt entspricht also einer zyklischen (eventuell jährlichen) Schwankung der Population zwischen zwei festen Werten. Bei B ca. 3,45 erfolgt die nächste Bifurkation oder Periodenverdoppelung auf vier Attraktoren und damit eine zyklische Schwankung der Population zwischen vier festen Werten. Die nächste Periodenverdoppelung auf acht Attraktoren erfolgt dann bereits bei einer Wachstumsrate von 3,56.

Was nun aber weiter passiert, ist mit einer graphischen Darstellung von Hand kaum noch möglich. Die Attraktoren vermehren sich nun durch weitere Periodenverdoppelungen in rascher Folge. In den schwarzen Bereichen der Abbildung ist sozusagen ein Attraktor neben den anderen zu liegen gekommen. Das heißt, daß die Population irgendwo und unvorhersagbar in diesem schwarzen Bereich sich befindet. Zwar ist zunächst noch nicht jeder beliebige Wert möglich; die schwarzen Bereiche nehmen, wie man sieht, noch nicht den ganzen Phasenraum ein. Dies geschieht erst bei einer Wachstumsrate über 4.

Die bisher geschilderte Entwicklung ist gewissermaßen mathematisch vorgegeben.

Jetzt aber kommt die eigentliche Überraschung: Innerhalb des schwarzen Feldes, also im Bereich der chaotischen Attraktorenverteilung des Feigenbaum-Szenarios sind weiße Streifen sichtbar, Bereiche also, in denen sich plötzlich wieder nur wenige Attraktoren befinden. Bei bestimmten Wachstumsraten sind also aus der chaotischen Verteilung wieder wenige geordnete determinierbare, sich in regelmäßigen Perioden abwechselnde Zustände (hier der Bevölkerungszahl) erstanden. Diese Fenster im Chaos werden *„Intermittenzen"* genannt und sind eine der verblüffendsten Entdeckungen der Chaosforschung.

Bei einer Vergrößerung von Ausschnitten aus solchen Intermittenzen ist zu erkennen, daß die zunächst wenigen Attraktoren (in dem breiten Fenster sind es zunächst nur drei) bei einer weiteren Zunahme des Wachstumsfaktors sich durch Bifurkationen wieder verdoppeln und in der Folge sehr rasch wieder chaotische Formen annehmen.

Was wir hier beobachten, ist die spontane Entstehung von Ordnung aus Chaos und Chaos aus Ordnung!

Daß solche Übergänge nicht nur möglich sondern sogar durchaus regelhaft sind, ist wohl inzwischen gesicherte Erkenntnis. Unter welchen Bedingungen diese Übergänge erfolgen – auch und vor allem bei biologischen Systemen und mit den daraus resultierenden Konsequenzen für die Medizin –, ist ein weiteres hochinteressantes Forschungsgebiet.

Als „Intermittenzen" werden inzwischen nicht mehr nur die hier beschriebenen Fenster einer geordneten Struktur mitten im Chaos bezeichnet, sondern auch umgekehrt Bereiche plötzlichen Chaoseinbruchs innerhalb geordneter dynamischer Strukturen.

8.3 Fraktale

Ein weiterer Aspekt der Chaosphysik wird durch die Begriffe *„Selbstähnlichkeit"* und *„Fraktale"* bestimmt.

„Selbstähnlichkeit" bedeutet hier die Ähnlichkeit der Struktur des Ganzen mit der Struktur seiner Teile oder die Ähnlichkeit der Teile mit dem Ganzen. (Die Verwandtschaft mit der mathematischen Iteration ist augenfällig, aber auch die Verwandtschaft mit dem holographischen Prinzip.)

Das anschaulichste und viel zitierte Beispiel für das Prinzip der Selbstähnlichkeit ist die *Kochsche Schneeflocke:*

Man nehme ein gleichseitiges Dreieck beliebiger Größe und setze auf jede seiner Seiten ein ebensolches („selbstähnliches") aber kleineres Dreieck von exakt ein Drittel Seitenlänge. Das hierdurch entstehende sechseckige Gebilde ist als Davidstern bekannt.

Man könnte sagen, daß bei dieser Manipulation die Seiten des Dreiecks aufgebrochen (lateinisch: „fractum") wurden und – mathematisch ausgedrückt – aus 3/3 Seitenlängen 4/3 wurden.

Diese Form der Umstrukturierung durch Zufügung selbstähnlicher Gebilde läßt sich in ständigen Iterationen nun beliebig fortsetzen

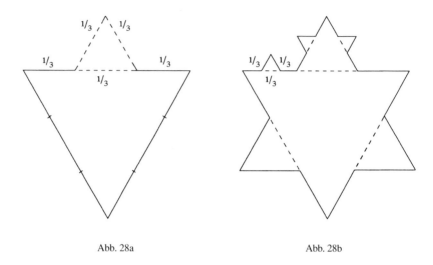

Abb. 28a Abb. 28b

Abb. 28a und 28b: Fraktalbildung am gleichseitigen Dreieck. Drittelung jeder Strecke und Einfügen eines weiteren Drittels. Hierdurch entsteht zunächst ein „selbstähnlicher" Stern.

durch Aufbrechen der jeweiligen Seite und Erweiterung von 3/3 auf 4/3.

Im hier gezeigten Beispiel, also ausgehend von einem gleichseitigen Dreieck, erhalten wir die sogenannte „Kochsche Schneeflocke" (nach ihrem Erfinder Helge von Koch benannt).

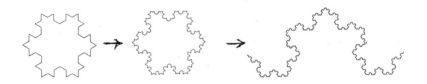

Abb. 29: Durch weitere Iterationen (aus 3/3 4/3) entsteht die „Kochsche Schneeflocke".

Mit immer kleineren Dreiecken, mit der Drittelung immer kleinerer Strecken läßt sich dieses Spiel bis ins Unendliche fortsetzen. Mathematisch gibt es bekanntlich keine kleinste Zahl, bei der der Iterationsprozeß also ein Ende fände. (Allenfalls die graphische Darstellung ist nach unten spätestens durch die Quanten begrenzt.)

Die Grenzlinie der Schneeflocke (oder auch „*Kochschen Insel*") wird mit jedem Iterationsschritt länger und, da der Iterationsprozeß kein natürliches Ende findet, unendlich. Dagegen bleibt der Inhalt immer endlich.

Welche Konfiguration nehmen nun die Ränder der Schneeflocke auf dem Weg ins Unendliche an?

Wir werden hierauf später bei der „*Peanoschen Kurve*" und bei den „*fraktalen Dimensionen*" nochmals zurückkommen.

Zunächst noch einige weitere Beispiele von Fraktalen: Sie zeigen, wie sie durch geometrisch-mathematische Manipulationen entstehen, wie sie ein Computer aufgrund eingegebener Formeln entwickelt und wie sie schließlich von der Natur ohne Computer simuliert werden:

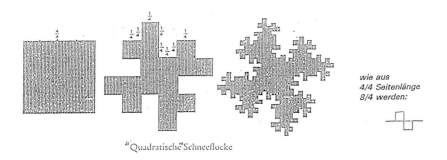

Abb. 30a: Die „quadratische Schneeflocke" durch Manipulation 4/4 → 8/4.

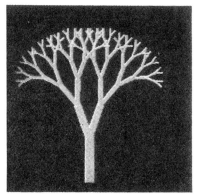
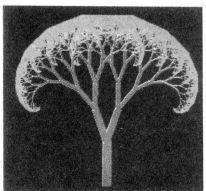

Abb. 30b: Weitere Formen von Fraktalen.

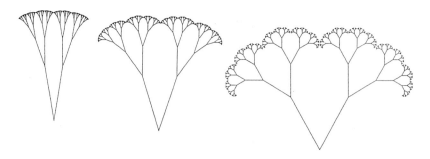

Abb. 30c: Fraktale, die an Schirmbäume und Blumenkohl erinnern.

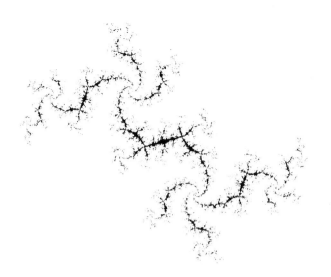

Abb. 30d

Abb. 30d und 30e: Weitere Gebilde mathematischer Iteration.

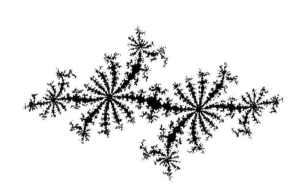

Abb. 30e

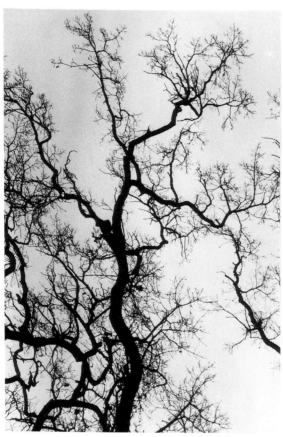
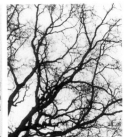

Abb. 30f

Abb. 30f, g, h, i und k: Und welche mathematischen Formeln liegen diesen **Natur-Fraktalen** zugrunde? – Einstein würde sagen, Gott würfelt nicht, Gott rechnet (in nicht-linearen Gleichungen)!

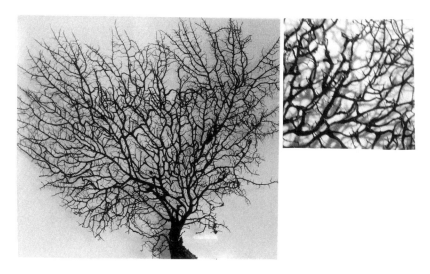

Abb. 30g

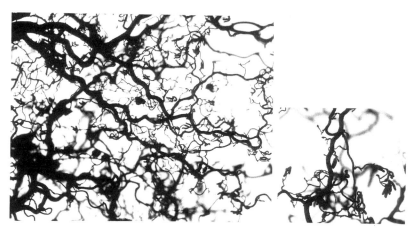

Abb. 30h

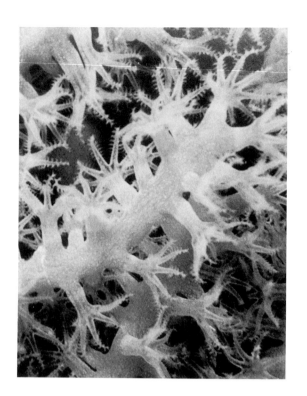

Abb. 30i

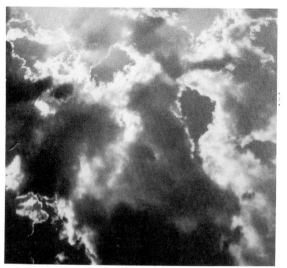

Abb. 30k

126

8.4 Fraktale Dimensionen

Um die tatsächliche Bedeutung dieses fraktalen Prinzips zu erahnen, um sich klarzumachen, daß es sich hier nicht nur um eine mathematische Spielerei handelt, hilft vielleicht folgende Frage weiter: Welche Möglichkeiten bestehen, um beispielsweise bei vergleichenden anatomischen Untersuchungen das Ausmaß der Gehirnfurchen verschiedener Tierarten exakt zu beschreiben? Oder die Differenzierung des Bronchialbaums und der Alveolen oder des Gefäßsystems? Oder – viel einfacher (?) – die Struktur von Küstenlinien. Wir hatten gelernt, daß über die Struktur einer Küste und das Ausmaß ihrer Zerklüftung in etwa die Länge der Küstenlinie Aufschluß gibt. Benoît Mandelbrot hat den aufregenden Nachweis erbracht, daß die Küsten von Kalifornien, Großbritannien oder Sizilien, ja alle Küsten **gleich lang** sind! Nämlich unendlich lang. Dies wird verständlicher, wenn wir uns vor Augen halten, wie unterschiedlich die gemessenen Längen ausfallen müssen, je nach welcher Entfernung von der Wasserlinie gemessen wird und je nachdem, welche Einbuchtungen und Ausstülpungen noch berücksichtigt werden. Je feiner die berücksichtigten Strukturen, desto länger wird die Küstenlinie. Und da es nach unten keine Grenze gibt – wohl nicht einmal bei der Größe eines Atoms –, muß bei entsprechender Exaktheit jede Küstenlinie als unendlich lang bezeichnet werden. Somit kann eine mehr oder weniger willkürliche Längenangabe weder bei Küstenlinien noch etwa bei Flußläufen noch auch bei Darstellung von Strukturen des menschlichen Organismus exakte Beschreibungen liefern. Ähnliche Probleme bestehen auch bei der (mathematischen) Beschreibung verschiedener Wolkenformationen.

Eine wesentliche Hilfe war hier die Einführung der sogenannten *„fraktalen Dimension"*.

Wir sind gewohnt, in Begriffen von „nullter", erster, zweiter und dritter Dimension zu denken und unsere Umwelt wahrzunehmen. Dabei stellt sich bekanntlich ein Punkt als nulldimensional dar, eine Linie als eindimensional, eine Fläche als zweidimensional und ein räumliches Gebilde als dreidimensional.

Was aber liegt zwischen der ersten und zweiten Dimension, oder zwischen der zweiten und dritten Dimension?

Die Vorstellung einer eventuellen eins-komma-fünften oder zwei-komma-vierten Dimension erscheint uns zunächst reichlich absurd.

Aber warum sollte es nicht solche „gebrochenen" Dimensionen tatsächlich geben? Ein Beispiel: Die (Ober-)Fläche eines Blattes Papier. Auch wenn sie gekrümmt oder mehrfach geknickt ist, gilt sie als zweidimensional. Wenn dieses Blatt nun zu einem Ball zusammengeknäult wird, ist es dann ein zweidimensionales Gebilde oder ein dreidimensionales? Oder ist es ein Zwischending?

Eine erste Erschütterung der präzisen Unterscheidbarkeit der klassischen Dimensionen (Null, Eins, Zwei, Drei) brachte bereits Ende des vorigen Jahrhunderts die sogenannte „*ebenenfüllende Kurve*" von Peano. Peano hatte eine Kurve konstruiert, die in immer feineren Windungen schließlich eine ganze Fläche ausfüllt ohne sich zu überschneiden. Diese Kurve erfüllt also gleichzeitig die Kriterien der Eindimensionalität als Linie wie auch der Zweidimensionalität als Fläche, da ja jeder Punkt der Ebene von der Kurve erreicht und ausgefüllt wird.

Diese Peano-Kurve oszilliert also je nach Betrachtungsweise zwischen erster und zweiter Dimension. Über die zu besprechenden „fraktalen Dimensionen" sagt sie noch wenig aus. Ihre Vorstellung mag aber die Sensibilität schärfen für die folgenden Ausführungen. Denn zwischen einer mehr oder weniger gewundenen, schlicht eindimensionalen Linie und der „ebenenfüllenden", **alle** Punkte der Fläche erreichenden Peano-Kurve sind durchaus Zwischenformen denkbar.

Ein Beispiel so einer „Zwischenform" ist der sogenannte „*Cantor-Staub*", ebenfalls ein Gebilde, das durch mathematische Manipulationen entsteht: Wenn man an einer Linie (oder einer Zahlenreihe von null bis eins) das mittlere Drittel entfernt und jeweils in den verbliebenen Segmenten wieder die mittleren Drittel entfernt und so unendlich fortfährt (auch hier gibt es keine untere Grenze), erhält man ein merkwürdiges Gebilde, das weder Linie noch Punkt ist, den nach seinem Erfinder benannten „*Cantor-Staub*".

Der Cantor-Staub hat – wie zuvor auch die ungeteilte Linie – unendlich viele Punkte, aber eine Gesamtlänge von null. Man kann sagen, seine Dimension liege irgendwo zwischen null und eins. Mathematiker können seine exakte fraktale Dimension ohne weiteres berechnen. Sie beträgt 0,6309.

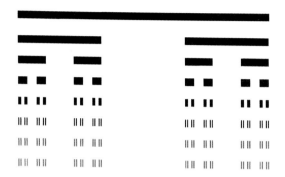

Abb. 31: Der „Cantor-Staub", Gebilde zwischen den Dimensionen.

Da wir häufig geneigt sind, solche uns zunächst fernliegenden Erkenntnisse und Untersuchungen als mathematische Spielereien abzutun, sei erwähnt, daß Mandelbrot mit Hilfe dieser Cantor-Menge z.B. den Technikern bestimmte Fehler bei elektronischen Übertragungen erklären konnte. Wie an anderer Stelle schon geäußert, sind die Konsequenzen dieser „mathematischen Spielereien" aus der Chaosforschung und ihre Auswirkung auf Natur- und Geisteswissenschaften wie auch auf unser Weltbild ganz allgemein noch gar nicht absehbar.

Um auf die zuvor angeschnittene Frage der Beschreibungsmöglichkeit von künstlichen, durch Iterationen gewonnenen, wie auch natürlichen Fraktalen zurückzukommen: Die Angabe der errechneten fraktalen Dimension bietet immer eine recht gute Beschreibung. So beträgt für die aus der Iteration von Dreiecken entstehende Kochsche Schneeflocke die fraktale Dimension $D = 1,2618$ (aus log 4 durch log 3), für die „quadratische" Schneeflocke $D = 1,5$ (aus log 8 durch log 4) und für die Küstenlinie Großbritanniens $D = 1,26$. Die fraktale Dimension des menschlichen Gehirns schwankt um $D = 2,75$.

Selbstverständlich kann ein Kapitel über die Chaosforschung nicht abgeschlossen werden ohne eine Darstellung des berühmtesten aller Fraktale, des Mandelbrotschen Apfelmännchens.

Natürlich entsteht auch dieses Fraktal durch Iterationsschritte, durch Rückkoppelung.

Der Leser erinnert sich: Unter (positiver) Rückkoppelung versteht man ein Verfahren, in dem das Ergebnis eines Prozesses wieder zu seinem Ausgang wird, wenn also der Output eines verarbeitenden Systems wieder zum Input wird. Das Ergebnis eines solchen, sehr einfachen Rückkoppelungsverfahrens ist beispielsweise die berühmte *Fibonacci-Zahlenreihe*. Sie entsteht bekanntlich, wenn man das Ergebnis des Rechenschritts „rückkoppelt" und jeweils der letzten Zahl – also dem Ergebnis des vorigen Rechenschritts hinzuaddiert: Man beginnt natürlich mit null und eins: $0 + 1 = 1$; nächster Schritt (das Ergebnis wird rückgekoppelt): $1 + 1 = 2$; und weiter: $1 + 2 = 3$, $2 + 3 = 5$, $3 + 5 = 8$, $5 + 8 = 13$, $8 + 13 = 21$ und so fort ad infinitum. Natürlich läßt sich die Fibonacci-Reihe wesentlich einfacher so beschreiben, daß jede Zahl die Summe der beiden vorausgehenden bildet: 0, 1, 2, 3, 5, 8, 13, 21, 34. . . Aber mir schien wichtig, das hierin liegende Prinzip der Rückkoppelung klarzumachen; denn dieses Prinzip liegt ja allen Fraktalen zugrunde und somit auch dem Mandelbrotschen Apfelmännchen, dessen Entstehungsmodus noch kurz dargestellt werden soll (allerdings ohne allzu weit in die höhere Mathematik vorzudringen). Mathematisch Interessierte seien zur Vertiefung auf entsprechende Fachliteratur verwiesen.

Diese schlichte Schwarzweißdarstellung der sonst allenthalben in so farbenprächtiger Umrandung wiedergegebenen Mandelbrot-Menge soll lediglich Erinnerung und Fantasie der Leser anregen. Im übrigen sei auf den prächtigen Bildband von Peitgen und Richter[48] verwiesen.

Es scheint mir nicht unwichtig, etwas näher auf den in der Chaosliteratur zuweilen vernachlässigten Entstehungsmodus dieser bizarren Formationen einzugehen. Zu sehr ist die Vorstellung verbreitet, daß es sich hier um ausgeklügelte Computerspielereien zur Erzeugung interessanter Bilder handelt. Zwar wird die universelle Bedeutung dieser mathematischen Entdeckung immer wieder betont, doch

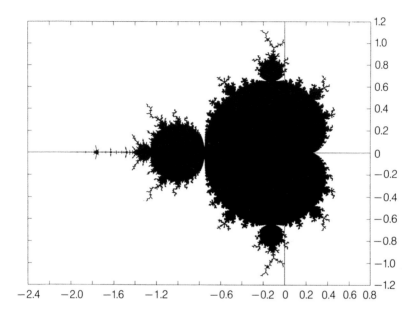

Abb. 32: Das „Apfelmännchen". Graphische Darstellung der „Mandelbrot-Menge", erzeugt aus nicht-linearer Gleichung mit komplexen Zahlen. Mathematischer Ausdruck eines universellen Prinzips!

zumindest von Nicht-Mathematikern und Nicht-Physikern in ihrer Tragweite kaum erfaßt.

Wie das schwarze Feld im Feigenbaum-Szenario (s. Abb. 27), bestehend aus unendlich vielen Attraktoren, chaotisches Verhalten signalisiert, so wird das dunkle Zentrum dieses merkwürdigen Gebildes, das schwarze „Apfelmännchen", aus Punkten gebildet, deren kom-plexe Zahlen bei dem Rechenprozeß nach einer bestimmten Formel chaotisches Verhalten zeigen.

131

Dies klingt zugegebenermaßen etwas kompliziert, zumal anfangs selbst Mathematiker und Physiker ihre Verständnisprobleme mit dieser neuen Form des Denkens und Vorgehens hatten, wie damalige Reaktionen zeigten. (Reaktionen gegenüber Innovationen, die übrigens den in der Medizin zu beobachtenden durchaus ähnlich sind!)

Versuchen wir also trotzdem und ohne allzugroßen mathematischen Aufwand, Bedeutung und Entstehung dieses Gebildes der neuen Geometrie zu erfassen!

Die zentrale, sich im Kleinen immer wiederholende (typisches Kennzeichen von Fraktalen!) schwarze Figur ist vergleichbar einem liegenden Herzen (daher die offizielle Bezeichnung „kardioide Form") und stellt die eigentliche *Mandelbrot-Menge* dar. Sie wird gebildet durch diejenigen komplexen Zahlen, die bei dem Iterationsprozeß nach der Formel $Z \rightarrow Z^2 + C$ nach so-und-so viel Iterationen **nicht** gegen unendlich streben, also sozusagen nicht im mathematischen Universum entschwinden. Es werden somit alle komplexen Zahlen, die bei dem Rechenprozeß in einer bestimmten Beziehung gleiches Verhalten aufweisen, mit einem gemeinsamen Merkmal belegt, nämlich mit schwarzer Farbe.

Was dem mathematischen Laien das Verständnis erschwert, ist die Tatsache, daß Mandelbrot seiner Apfelmännchen-Graphik nicht nur eine **nicht**lineare Gleichung zugrunde legt, sondern in dieser Gleichung auch „*komplexe Zahlen*" verwendet. Was nichtlineare Gleichungen sind, ist aus dem Vorausgegangenen leicht verständlich. Nichtlineare Gleichungen finden keine Lösung, kein Ende. Das Ergebnis jeden Rechenschritts wird wieder rückgekoppelt als Ausgang für den nächsten Schritt. Und das kann – wie bei der Fibonacci-Zahlenreihe beschrieben – unendlich weitergeführt werden.

Im Gegensatz zur linearen Gleichung interessiert hier also nicht ein eventuelles Ergebnis einer Rechnung, sondern das **Verhalten** der Zahlen während der iterativen Rechenprozesse. Dieses Verhalten in der Zeit bei der Mandelbrotschen Gleichung wird registriert, verglichen und im Koordinatensystem durch Farbgebung kategorisiert. Als schwarze Punkte werden dabei (vom Computer) im Koordinatensystem diejenigen Zahlen eingetragen, die, merkwürdigerweise, beim Rechenprozeß nach der Formel $Z \rightarrow Z^2 + C$ nicht gegen unendlich gehen. Merkwürdig insofern, als wir bei der Multiplikation einer

Zahl mit sich selbst und der Hinzufügung einer weiteren Zahl und der laufenden Iteration wohl immer ein Streben gegen unendlich erwarten würden. Eine einfache Rechnung aber zeigt, daß dies nur für Zahlen größer als 1 gilt! Zahlen kleiner als 1 und Brüche streben gegen null!

Das zweite Verständnisproblem bilden die verwendeten sogenannten *„komplexen Zahlen"*.

Komplexe Zahlen sind für den mathematischen Laien am besten als Punkte in einem Koordinatensystem zu verstehen, in dem die x-Achse dem *„realen Anteil"*, die y-Achse dem *„imaginären Anteil"* der „komplexen Zahl" entspricht. Eine komplexe Zahl besteht also immer aus zwei Anteilen (z.B. 3 + 2i) und ist als Punkt im Koordinatensystem definiert. Sie ist sozusagen zweidimensional.

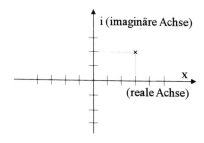

Abb 33: Die „komplexen" oder „zweidimensionalen" Zahlen als Punkte im Koordinatensystem, wesentlicher Bestandteil der Mandelbrot-Gleichung.

In der Mandelbrotschen Gleichung ($Z \to Z^2 + C$) ist C eine feststehende komplexe Zahl, als Punkt im Koordinatensystem definiert. Somit wird Z (zu Beginn null = zero) im Verlauf des Rechenprozesses ebenfalls zur komplexen Zahl.

Daß sich bei dem Rechenprozeß Zahlen kleiner als 1 ergeben (was ja die Voraussetzung dafür ist, daß sie nicht gegen unendlich anwachsen), erklärt sich u.a. aus der mathematischen Besonderheit, daß i mit sich selbst multipliziert -1 ergibt. ($i^2 = -1$).

Aus den (komplexen) Zahlen ist zunächst auch für den Computer nicht ersichtlich, ob sie in der Gleichung rasch oder allmählich gegen unendlich wachsen, oder ob sie auch nach beliebig vielen Iterationen endlich bleiben und damit der Mandelbrot-Menge zugeschlagen werden. Irgendwann muß der Computer seine Entscheidung treffen und den Rechenprozeß abbrechen. Abhängig von der Zahl der dem Computer bis zu diesem Abbruch vorgegebenen Iterationsschritte (der „*Iterationstiefe*") wird die Randstrukturierung der Mandelbrot-Menge unterschiedlich markant. Mit zunehmender Iterationstiefe bilden sich neue kardioide Formen an den Rändern aus. Wenn man diese vergrößert, entdeckt man an den Rändern immer neue Mini- und Mikro-Mandelbrote. Die in vielen Computergraphiken noch dargestellten farbenprächtigen Randzonen kommen dadurch zustande, daß die **nicht** zur Mandelbrot-Menge gehörigen komplexen Zahlen noch unterteilt und farbig belegt werden je nach der Geschwindigkeit, mit der sie gegen unendlich wachsen. Die Randzonen der Mandelbrot-Menge sind das eigentlich Interessante. „Es ist die Grenze, an der die Punkte am längsten brauchen der Anziehungskraft der Menge zu entkommen, gleichsam als ob sie rivalisierenden Attraktoren ausgesetzt wären, von denen einer bei Null liegt, und der andere die Menge in unendlicher Entfernung begrenzt." (Gleick)

Bei allem ästhetischen Vergnügen an den bizarren Formationen der Computergraphiken sollte die Wissenschaft und Weltbild revolutionierende Bedeutung der überall verborgen lauernden Kardioide der Mandelbrot-Mengen nicht übersehen werden.

Von allen Fraktalen scheint die Mandelbrot-Menge das komplexeste zu sein. Für den Mathematiker Hubbard ist die Mandelbrot-Menge der komplexeste Gegenstand der Mathematik.[49]

Das in den Randzonen der Mandelbrot-Mengen bei entsprechender Vergrößerung immer wieder erscheinende vertraute Apfelmännchen ist im Grunde ebenso überraschend wie die Intermittenzen der Ordnung im Feigenbaum-Szenario.

Daß die komplexen Zahlen unter diesen Kriterien – unter dem früher vernachlässigten, doch (wie wir heute wissen) allgegenwärtigen Prinzip der Rückkoppelung (Iteration) – gerade diese merkwürdigen Formen bilden und nicht etwa wirre Flecken auf der ganzen Koordinatenebene oder ein Viereck, Kreis- oder S-Formen, ist eine der verblüffenden Entdeckungen der Chaosforschung.

Manches spricht dafür, daß dieses mathematisch-geometrische Verhalten nur Ausdruck eines universellen Prinzips ist.

8.5 Resümee

Fassen wir noch einmal die wesentlichen Erkenntnisse zusammen, die uns die Chaosforschung liefert und die infolge ihrer Tragweite geeignet sind, nicht nur die Medizin, sondern sämtliche Wissenschaften zu revolutionieren.

Wie auch schon in Kapitel 3 und 5 dargelegt, ist die unser bisheriges wissenschaftliches Denken beherrschende lineare Kausalität ein, meist nur fiktiver, Grenzfall möglicher Wechselbeziehungen.

Neben der universellen **vernetzten Kausalität**, die bewirkt, **„daß alles mit allem in Beziehung steht"**, ist die Regel bei natürlichen Prozessen die **zirkuläre Kausalbeziehung**, also das Prinzip der Rückkoppelung, in der mathematischen Formelsprache als Iteration bezeichnet.

Aus dem Prinzip der Rückkoppelung resultiert die sogenannte **sensitive Abhängigkeit von den Anfangsbedingungen** („Schmetterlingseffekt") (s. auch Kap. 5).

Nach traditioneller, und in der Medizin noch gültiger Vorstellung, besagt das Kausalgesetz, daß „ungefähr gleiche Ursachen ungefähr gleiche Wirkungen erzeugen". Aus dieser Vorstellung wurde die Forderung nach „Reproduzierbarkeit" abgeleitet.

Die (fiktive) lineare Kausalität erlaubte die Aussage, daß „der Endzustand eines Systems voraussehbar ist, wenn die Anfangsbedingungen bekannt sind und die Naturgesetze, mit denen das System läuft". (Oder: Bei bekanntem Input und bekannter Arbeitsweise eines Systems ist der Output berechenbar.) Dazu müssen jedoch alle Seiteneinwirkungen („*vernetzte Kausalität*) vernachlässigt werden, wie auch die zumindest in lebenden Systemen obligatorischen Rückkoppelungen. Rückkoppelungen aber bewirken, daß minimale – vermeintlich vernachlässigbare – Abweichungen in den Anfangsbedingungen im Verlauf des Prozesses sich zu unvorhersehbaren Größen aufschaukeln. Die Abweichungen von den Anfangsbedingungen können beispielsweise durch minimale Seiteneinflüsse erfolgen (s. Drei-Körper-Wechselwirkung, Instabilität in Planetensystemen). Die durch Rückkoppelungsprozesse induzierte Lernfähigkeit biologischer Systeme **muß** die **Reproduzierbarkeit beeinträchtigen.** Ein lernfähiges System (eine wesentliche Eigenschaft des Lebens) muß sich bei den folgenden Versuchen anders verhalten als bei dem ersten.

Somit müssen für wissenschaftliches Arbeiten an biologischen Systemen – wie dem Menschen – neue Kriterien entwickelt werden.

Das klassische „Prinzip der Konvergenz der Wechselwirkungen", wonach beliebig kleine Ursachen nicht beliebig große Wirkungen hervorbringen, muß dahingehend korrigiert werden, daß **unter bestimmten Bedingungen kleinste Ursachen beliebig große Wirkungen hervorbringen („Schmetterlingseffekt").**

Dem Prinzip der Reproduzierbarkeit ist eng verwandt das Prinzip der Vorhersagbarkeit, der *Determinismus*.

Der Ausdruck „*deterministisches Chaos*" scheint ein Widerspruch in sich. Wesen des Chaos ist ja gerade die Indeterminiertheit. Es ist nicht vorhersagbar, wo ein chaotisches System sich zu einem bestimmten Zeitpunkt befinden wird, wie es sich verhalten wird. Andererseits folgen auch chaotische Systeme (wie turbulente Strömungen und Wettersysteme) bestimmten Gesetzmäßigkeiten und Ordnungsstrukturen (s. „seltsamer Attraktor"). Chaotische Systeme können wieder in Ordnungszustände übergehen (s. „Intermittenzen").

Die Übergänge von Ordnung in Chaos sind gekennzeichnet durch Bifurkationen. Das Chaos kündigt sich durch Bifurkationen an. So ist das Chaos selbst von faszinierender Widersprüchlichkeit. Und dem trägt die Bezeichnung „deterministisches Chaos" voll Rechnung.

Die mit der Quantenmechanik eingeleitete Erschütterung des klassischen deterministischen Wissenschafts- und Weltbildes wurde durch die Erkenntnisse der Chaosphysik fortgesetzt.

Die eingeschränkte Prognostizierbarkeit von Prozeßverläufen wurde (ähnlich der *Unschärferelation* in der Quantenmechanik) als wesensimmanent erkannt und nicht etwa als Ausdruck intellektuellen Unvermögens.

Die Chaosforschung hat auch gezeigt, daß Verzicht auf Determinismus keineswegs auch Verzicht auf Wissenschaftlichkeit bedeutet. Insofern hat auch die Wissenschaftstheorie eine erhebliche Erweiterung erfahren. Determinismus wird voll ersetzt durch die neuen Möglichkeiten des Umgangs mit Fraktalen und Attraktoren. Auch unter Verzicht auf exakte Vorhersagbarkeit kann die wissenschaftliche Forschung neue Impulse erfahren.

So wurden beispielsweise im Kurvenverlauf des EEG seltsame Attraktoren entdeckt.

Das Studium des Übergangsverhaltens von Systemen (Ordnung → Chaos, Chaos → Ordnung) scheint in der Erforschung von Epilepsie und Herzrhythmusstörungen mehr Erkenntnisse zu bringen als jahrzehntelange Bemühungen mit reduktionistischen und deterministischen Ansätzen.

Wie der Leser sich erinnert, war eine der Konsequenzen des holographischen Prinzips die Erkenntnis „das ganze Universum ist ein Hologramm". Durch die Chaosforschung kam ein neuer Aspekt hinzu: **„Das ganze Universum ist ein Fraktal."**

Da dieses Buch im wesentlichen Medizinern zugedacht ist, begnügen wir uns mit der Erkenntnis: **„Der menschliche Organismus ist ein Fraktal."**

9 Plazebo – ein universelles Prinzip?

„Plazebowirkung" ist in neueren medizinischen Veröffentlichungen ein auffallend häufig benutzter Begriff.

Dies kann nicht darüber hinweg täuschen, daß es bisher keine vernünftige Erklärung des Phänomens gibt, was übrigens von vielen Autoren, die ausführlich darüber schreiben, auch zugestanden wird.[50] Besonders beliebt ist die Verwendung der Bezeichnung „Plazebo" für therapeutische Phänomene außerhalb der orthodoxen Medizin, wenn sie wegen ihrer Evidenz und statistischen Signifikanz nicht mehr – was einfacher wäre – einfach geleugnet werden können.

Es wird hier ein nicht gerade als wissenschaftlich zu bezeichnender Kunstkniff angewandt, nämlich ein nicht erklärbares Phänomen auf ein anderes, ebenfalls nicht erklärbares Phänomen zurückzuführen. Aber hiermit wird der Reduktionismus ad absurdum geführt.

Vielleicht sollte aber auch dieser viel benutzte, nie erklärte Plazebobegriff unter den Voraussetzungen der für die Medizin neuen naturwissenschaftlichen Erkenntnisse untersucht werden. Die wörtliche Übersetzung mit „ich werde gefallen" scheint zu einer naturwissenschaftlichen Erklärung des Phänomens nicht viel beizutragen. Ja, sie scheint geradezu durch eine negative Belegung die wissenschaftliche Aufarbeitung zu blockieren.

Muß es doch als anrüchig gelten, wenn der Arzt seinem Patienten „gefallen" wird oder möchte. Oder gar, wenn das Medikament etwa dem Patienten gefallen wird. Nach unserem derzeitigen medizinischen Verständnis – so wird uns gelegentlich nachgesagt – scheint ja als Primat einer ärztlichen Handlung zu gelten, daß sie mit der (derzeit gültigen) Wissenschaftlichkeit übereinstimmt, weniger, daß sie dem Patienten hilft oder gefällt.

Um jedoch den eventuellen Eindruck einer (wissenschaftlichen!) Polemik zu vermeiden, sei hier an die nette Anekdote erinnert, in der eine medizinische Kapazität einen seit langem totgeglaubten ehemaligen Patienten wieder trifft. Der Patient berichtet, daß er nach der seinerzeitigen Feststellung der Schwere der Erkrankung und der Mitteilung einer auch bei intensiver Therapie nur noch mehrmonatigen Lebenszeit den Arzt gewechselt habe. Und nun sei er völlig gesund!

Die Antwort der Kapazität: „Der muß Sie völlig falsch behandelt haben."

Es wurde schon erwähnt, daß in der neueren Physik die Forderung erhoben wurde, bei physikalischen Experimenten und Untersuchungen nicht mehr vom „*Beobachter*" oder „*Untersucher*" zu sprechen, sondern vom „*Teilnehmer*". Diese Forderung beruht sowohl auf der Erkenntnis der universellen Vernetzung und Wechselwirkung wie auch auf dem Einfluß jeder Beobachtung und Messung auf einen Zustand in der Quantenebene. Die bei physikalischen Experimenten – sozusagen mit toter Materie – angenommene Interaktion zwischen Experimentator oder Untersucher und zu Untersuchendem gilt bei biologischen Vorgängen, bei denen es sich ja – wie uns Physiker sagen – immer um quantenmechanische Prozesse handelt, um so mehr.

Es gibt also so etwas, wie eine **grundsätzliche unspezifische Einwirkung des „Teilnehmers"** bei allen Vorgängen. Dieses prinzipielle quantenmechanische Phänomen kann zwar in der anorganisch-makroskopischen Welt im allgemeinen vernachlässigt werden, nicht aber bei biologischen Systemen wie dem menschlichen Organismus. (S. Pascual Jordan: Die Verstärkertheorie des Organismus)

Diese „unspezifische Einwirkung des Teilnehmers" wurde offensichtlich auch in der Medizin immer wieder beobachtet und – ohne eine Erklärung dafür zu finden – „*Plazebowirkung*" genannt.

Man könnte sagen, die Plazebowirkung ist eine in der Natur der Dinge liegende Selbstverständlichkeit, sozusagen ein „Naturgesetz", dessen Erklärungsversuch als psychisch-suggestive Wirkung in seiner Simplizität keinesfalls ausreicht. Bereits die bisherige, meines Wissens spärliche Plazeboforschung hat einige verblüffende und nicht ohne weiteres einzuordnende Ergebnisse gebracht und legt nahe, „daß dem psychologischen Phänomen der Suggestibilität bei der Erklärung von Plazebowirkungen eine gewisse, aber nicht entscheidende Bedeutung zukommt." (Prof. Dr. H. G. Borchers)[51]

Vielleicht müßte eine künftige Placebo-Forschung ganz bewußt auf die Einengung auf Suggestionswirkung als ausschließlichen Erklärungsversuch verzichten und u.U. Modelle wie Sheldrakes „*morphogenetische Felder*" zu Hilfe nehmen.

Die Plazebowirkung jedenfalls ist ein fester Bestandteil all unseres ärztlichen Handelns und muß als solche berücksichtigt werden. Sie sollte in ihren positiven und negativen Einwirkungen Gegenstand einer intensiven Forschung sein und nicht länger eine begriffliche Schublade, in die unbequeme Phänomene abgelegt werden.

Einige hieraus folgende praktische Konsequenzen sollen im II. Teil dieses Buches noch erörtert werden.

10 Die Konsequenzen für den fälligen Paradigmawechsel in der Medizin

Zu den nach den neuen naturwissenschaftlichen Erkenntnissen nur noch bedingt verwertbaren Vorstellungen des alten medizinischen Paradigmas gehört die exakte Lokalisierbarkeit von Störungen. (Natürlich sind traumatische Schädigungen auch weiterhin im allgemeinen örtlich und morphologisch definierbar, ebenso wie die aus den kybernetischen Störungen **resultierenden** organischen Veränderungen!)

Die vermeintliche Lokalisierbarkeit von Störungen hatte letztlich zur Aufsplittung der Medizin geführt, zur immer weiteren Spezialisierung und damit zum viel karikierten „*-logen*"-tum. (Auch hier darf natürlich nicht übersehen werden, daß diese Spezialisierung für manche Bereiche, z.B. die handwerklich-chirurgische Medizin, unverzichtbar ist.)

Leider sind die Argumente der Vertreter einer neuen, alternativen „Holistischen Medizin" meist zu verschwommen und schwülstig, als daß sie in der wissenschaftlichen Medizin ernst genommen würden.

In der Diskussion um ein neues medizinisches Paradigma scheint es wenig hilfreich, mit emotionalen oder primär weltanschaulichen Motiven zu argumentieren.

10.1 Diagnose und Kausaltherapie

Aus unserer traditionellen Sicht und der Illusion der Existenz einer linearen Kausalität heraus sind wir der Überzeugung, in einer Kausalkette – zumindest im Prinzip – Ursache für Ursache zurückverfolgen zu können bis zur sogenannten „eigentlichen" Ursache, an der anzusetzen dann wahrhaft kausales Handeln bedeutet. Nun sind in der Realität – wie uns die Systemtheoretiker und Kybernetiker gezeigt haben (s. Vester) – die Kausalverknüpfungen nie eindimensional oder linear, sondern immer vernetzt und meist zirkulär. Man erinnere sich: Zirkuläre Kausalität bedeutet, daß Wirkung wieder zur Ursache wird und daß bei einem zirkulären oder Kreisprozeß letztlich nicht zu unterscheiden ist, was Henne ist und was Ei. Somit kann weder eine Priorität noch eine Hierarchie festgestellt werden.

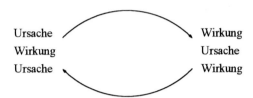

Kausaldiagnostik und -therapie bedeutet also hier nicht mehr, zu unterscheiden suchen zwischen „Schuldigem" und „Opfer", zwischen Ursache und Folge. Vielmehr geht es darum, ganz allgemein die **„systemdesintegrierenden Faktoren"** zu erfassen und sämtliche faßbaren Noxen zu eliminieren.

Daß bei der so gut wie immer vorliegenden Pluralität von desintegrierenden Faktoren therapeutisch eine **„gezielte Polypragmasie"** erforderlich wird, versteht sich von selbst.

Eine medizinische Diagnostik, die den erörterten neuen naturwissenschaftlichen Modellen Rechnung trägt, muß auf anderen Vorstellungen basieren und hat andere Kriterien zu berücksichtigen als bisher.

Nochmals: Wir haben zu akzeptieren, daß die so vertrauten linearen Kausalitätsbezeichnungen nur fiktive Konstruktionen darstellen und müssen unser Konzept entsprechend der realen Existenz vernetzter und zyklischer Kausalbeziehung erweitern.[52] Insofern muß auch die Kategorisierung von Krankheiten, die wir euphemistisch als „Diagnose" (von griech. „durchschauen", „durch-erkennen"!) bezeichnen, neu überdacht werden. Da nach wie vor die eigentlichen Ursachen der meisten (chronischen) Krankheiten unbekannt sind, ist die herkömmliche symptomorientierte Einteilung eine mehr oder weniger willkürliche Einordnung in Schubladen.

Unter diesem Aspekt ist auch der von Prof. Anschütz geforderte

Verzicht auf Diagnose[53] durchaus plausibel. Der von Medizinern heilig gehaltene und so gern als Keule zitierte Ausspruch: „**Vor die Therapie haben die Götter die Diagnose gesetzt**", spiegelt nach H. Anschütz „die Denkweise und den Optimismus des 19. Jahrhunderts wider... Sie waren und sind gedanklicher Unsinn." Dem ist nur zuzustimmen, zumindest wenn es sich bei der „Diagnose" um das handelt, was wir in der Medizin derzeit noch darunter verstehen.

Wenn es uns allerdings gelänge, eine wirklich **ätiologische** oder kausale Diagnose von Krankheiten oder sogenannten Befindlichkeitsstörungen zu stellen, wird aus dem „gedanklichen Unsinn" eine logische Selbstverständlichkeit.

Es geht eigentlich darum, dem Begriff „Diagnose" eine neue und sinnvollere Bedeutung zu geben. Doch scheint dies nur möglich, wenn auch der Begriff „Krankheit" neu und erkenntnisadäquat definiert wird, wie es in den Kapiteln 3–5 versucht wurde.

Aus systemtheoretischer und kybernetischer Sicht ist das Verhalten eines Systems – wie des menschlichen Organismus – das Ergebnis eines Signal- oder Nachrichtenempfangs und einer Verarbeitung dieser Signale bzw. Nachrichten.[54] Die systemdesintegrierenden Faktoren sind also in der Störung des Transinformationsflusses zu suchen. In Kap. 3 und 5 wurde aufgezeigt, welcher Art die den Transinformationsfluß verfälschenden oder blockierenden Faktoren sein können.

Zur Überprüfung des Informationstransfers bedient man sich bekanntlich des „Anzapfens" von Leitungen bzw. Kanälen. Entsprechend würde also auch eine kybernetisch und systemtheoretisch orientierte medizinische Diagnostik vorgehen. Es stellt sich also die Frage, welche praktischen Möglichkeiten für ein solches „Anzapfen" von Kanälen mit dem Ziel der Aufdeckung von Störungen überhaupt denkbar sind.

Zur Überprüfung des Informationstransfers auf biomolekularer Ebene ist zweifellos die Entnahme und chemisch-analytische Untersuchung von Körperflüssigkeiten wie Blut sinnvoll und zuweilen erfolgversprechend.

Auch die Beurteilung der Kommunikation über das Nervensystem ist – teilweise – mit den herkömmlichen Mitteln möglich. Inwieweit allerdings Veränderungen der Impulsmuster hinreichend beurteilt werden können, wäre zu diskutieren. Bisher blieb in der Medizin (fast) völlig unberücksichtigt – wie in Kapitel 3 ausgeführt – die wahrscheinlich auch im Organismus dominante Form des Signal- und Nachrichtentransfers über elektromagnetische Oszillationsmuster. Diese eigentlich nur an „Felder" gebundenen Signale bedienen sich im Organismus bestimmter Strukturen (u.a. Proteinketten, Proteoglykane) und werden als sogenannte Solitonen oder solitäre Wellenpakete weitergeleitet, wobei die Proteinkettensysteme etwa wie die sogenannten *Lecher-Leitungen* funktionieren (Ludwig,[55] Popp, Heine). Das „Abhören" dieses Nachrichtenaustausches auf der den morphologischen und auch biochemischen Vorgängen übergeordneten energetischen Steuerungsebene und die Feststellung von Störungen in diesem Bereich würde die medizinische Diagnostik und Therapie zweifellos einen großen Schritt voranbringen.

Da die ultraschwachen elektromagnetischen Signale des biologischen Informationstransfers mit technischen Geräten routinemäßig noch nicht registriert werden konnten (weil sie unterhalb der sogenannten thermischen Rauschgrenze liegen), andererseits aus biologischen Forschungsergebnissen (Kap. 3, S. 33 ff.) bekannt ist, daß Rezeptoren und Resonatoren biologischer Systeme sehr wohl ultraschwache Signale aus dem allgemeinen Rauschen selektieren können, bietet sich an, biologische Systeme als *„Signalwandler"* zu benutzen.

Signalwandler sind – wie der Name sagt – Systeme, die ein Signal, das in seiner ursprünglichen Form von einem Rezeptor nicht empfangen oder dekodiert werden kann, in ein dem Empfänger adäquates Signal umwandeln, ohne den Informationsgehalt zu verändern.

Ein typisches Beispiel für so einen Signalwandler stellt der Sehpurpur der Netzhaut dar. Da die Sehzellen der Netzhaut von der Größenordnung ihrer Struktur her selbst nicht auf die hochfrequente Oszillation des sichtbaren Lichts reagieren können,[56] bedarf es spezieller und subtiler Molekülstrukturen, die von den extrem kurzwelligen elektromagnetischen Schwingungen zur Resonanz angeregt werden. Durch entsprechende Reaktionsketten ist dann die Verwandlung in gröbere Signale möglich, die dem Gehirn zugeleitet werden.

Ein weiteres, geläufigeres Beispiel ist das Radiogerät, in dem die hochfrequenten Signale des Senders in niederfrequente, der Membran des Lautsprechers und dem menschlichen Ohr adäquate Signale umgewandelt werden.

Aus der Systemtheorie wissen wir, daß das Ganze mehr ist als die Summe seiner Teile und daß die Betrachtung eines Teils so gut wie nichts aussagt über die Funktion des Systems.

Aus dem holographischen Prinzip und der Chaosforschung haben wir gelernt, daß, infolge von Wellenfunktion und Interferenz, in jedem Teil die Gesamtinformation liegen kann, also *„das Ganze"*.

Hierin liegt die eigentliche Begründung einer „holistischen Medizin", eines ganzheitlichen diagnostisch-therapeutischen Ansatzes.

Der Mensch, als komplexes System betrachtet, erfordert einen völlig anderen Umgang als den bisher üblichen. Die im Kapitel 5 beschriebene Fehleranalyse im Umgang mit komplexen Systemen (D. Dörner) könnte wörtlich als Kritik an unserer Medizin, vor allem der derzeitigen Pharmakotherapie aufgefaßt werden – was sie aber keineswegs war.

„Das Chaos lehrt uns eine neue Bescheidenheit. Prozesse, die sich selbst organisieren, lassen sich nicht einfach durch den menschlichen Willensbeschluß in eine andere Richtung lenken. Das bedeutet nicht, daß man chaotische Prozesse nicht beeinflussen könnte. Interessant ist nur, daß sanfte, feine Eingriffe dabei oft wirksamer sind als grobe und gewaltsame."[57]

Auch diese Aussage war nicht als Kritik an der Medizin gemeint. Doch sollte zu denken geben, daß heute diejenige, die mit der sogenannten toten Materie umgehen, „biologischer" denken, als Mediziner.

Der Mensch als komplexes System betrachtet, mit Selbstorganisation, autopoetischen Strukturen und vernetzten kybernetischen Regelmechanismen, bedarf nur in den seltensten Fällen einer **Steuerung**. Vielmehr ist er für seine **selbstkorrigierenden Regelprozesse** auf einen einwandfreien Informationsfluß angewiesen. Dieser Informationsfluß entscheidet über Gesundheit und Krankheit.

Im kybernetischen Modell von primärem Interesse sind nicht mehr die „organischen Veränderungen", sondern der übergeordnete Informationstransfer und seine Störungen. Auf diesen Informationstransfer wird die künftige Medizin – die *„Infomedicine"* – ihr Augenmerk zu richten haben.

Teil II

1 Einleitung

Während im ersten Teil des Buches die in die künftige Medizin einzubeziehenden, in unseren Nachbarwissenschaften bereits gültigen Modelle aufgezeigt wurden, soll nun untersucht werden, inwieweit einige Verfahren der Außenseitermedizin, die für sich ja in Anspruch nehmen, der sogenannten „Regulationsmedizin" zuzugehören, den vorgestellten Modellen des neuen medizinischen Paradigmas ganz oder in Ansätzen gerecht werden – inwieweit ihnen also eine wissenschaftliche Stimmigkeit in einem erweiterten medizinischen Paradigma zugebilligt werden könnte.

Zunächst zu dem Begriff „Regulationsmedizin", durch den schon diese Verfahren sich von der sogenannten Schulmedizin zu unterscheiden behaupten.

Eine solche Unterscheidung wird von seiten der Schulmedizin gewöhnlich als unsinnig und der Begriff Regulationsmedizin als leeres Schlagwort bezeichnet, da ja alle medizinisch-therapeutischen Maßnahmen regulieren würden.

Dieser Einwand ist schlicht falsch! Er zeigt ein Fehlen von Grundkenntnissen der Kybernetik. Es wird nämlich dabei das Prinzip der Steuerung und der Regelung in einen Topf geworfen.[58] Wie bereits in Kapitel 4 ausgeführt, wird zwar in beiden Fällen das **Ziel** der Verhaltensänderung eines Systems, der **Soll-Wert**, dem System von außen auferlegt. Die Art und Weise, wie dieses Ziel erreicht wird, ist aber grundsätzlich verschieden. Beim **Steuern** werden auch Richtung und Art der Verhaltensänderung von außen diktiert. Es „greift ein Etwas – der Steuermann, eine Kraft, eine Nachricht – von außen in das System ein . . . Der außerhalb des Systems stehende Steuerer setzt dem System ein Ziel und sorgt durch Eingriffe von außen dafür, daß das System sich diesem Ziel bis zum Erreichen nähert."[59] Aus dieser Definition ist klar, daß es sich bei den therapeutischen Maßnahmen unserer herkömmlichen Medizin immer um das Prinzip der Steuerung handelt.

Regelung dagegen ist „Selbststeuerung eines Systems". Das System hat infolge der negativen Rückkoppelung die Möglichkeit, sein Verhalten selbst – zur Erreichung des vorgegebenen Soll-Werts – zu ändern.[60]

Eingriffe von außen sind also nur zur Beseitigung von Regulationsblockaden erforderlich! Sie sind bei biologischen Systemen nur angezeigt zur Aktivierung der Selbstregulation.

Die Fähigkeit zur Selbstregulation aber – dies sollte ausdrücklich nochmals betont werden – ist abhängig von intakten Regelkreisen, vom korrekten Transinformationsfluß (der gegebenenfalls durch Beseitigung von *„Störquellen"* wieder erreicht werden kann), wie auch vor allem davon, daß die *„Störgrößen"* nicht durch abnormes Anwachsen die Regelkreiskapazität überfordern. Im letzteren Fall ist selbstverständlich ein Einwirken auf die Störgröße selbst, wie wir es beispielsweise durch Antibiotikagaben praktizieren, auch vom theoretischen Konzept her einzig sinnvoll. Allerdings sollten sich diese Maßnahmen auf die wenigen Fälle beschränken, bei denen die Regelkreisstörung tatsächlich durch eine abnorme Störgröße verursacht ist, also auf **akute** dramatische Erkrankungen.[61]

Die Erkenntnisse der modernen Wissenschaftszweige Systemtheorie und Kybernetik scheinen die klare theoretische Untermauerung einiger, z.T. bereits sehr alter und seinerzeit wohl intuitiv entwickelter Verfahren der „Außenseiter-Medizin" zu liefern.

Im folgenden soll also der Versuch unternommen werden, anhand der im ersten Teil vorgestellten Modelle einige der komplementären Medizinverfahren zumindest auf ihre theoretische Plausibilität hin zu überprüfen.

Dabei ist ausdrücklich nicht Sinn und Aufgabe dieses Buches, zu Einzelheiten oder gar zur medizinischen Effizienz dieser Methoden Stellung zu nehmen. Die sollte vielmehr künftig durch methodenadäquate Untersuchungen, fundierte Kasuistiken und Statistiken überprüft werden.

Die folgenden Ausführungen haben lediglich zum Ziel, durch eine eventuelle Einordnung oder Einordbarkeit in ein wissenschaftliches Modell eine primäre Gleichstellung zu schaffen mit sogenannten wissenschaftlichen Verfahren und damit eine objektive Überprüfung zu ermöglichen.

Der Autor möchte auch den offenbar gerade bei Medizinern verbreiteten Fehler vermeiden, sich kritisch über Verfahren und Methoden zu äußern, über die er keine fundierten Kenntnisse hat.

2 Akupunktur

Chinareisende konnten sich dort immer wieder davon überzeugen, daß von den traditionellen Ärzten mit Hilfe eines mehrere Jahrtausende alten therapeutischen (und diagnostischen) Systems auch heftige Schmerzen beseitigt werden, ja sogar Analgesien zur Durchführung von Operationen erzielt werden konnten, innere Krankheiten beeinflußt wurden und offensichtlich selbst eine Immunstimulierung zur rascheren Überwindung von Infektionen möglich war – und dies nur durch Einstiche von Nadeln in die Haut.

Nun bestand die Möglichkeit, solche Berichte abzutun als die Beschreibung magischer Riten eines „abergläubischen Volkes" mit allenfalls suggestiver Wirkung (was die Mehrheit aufgeklärter westlicher Mediziner auch tat), oder aber aus einer wissenschaftlichen Einstellung heraus diese Phänomene, auch wenn zunächst unerklärlich, zur Kenntnis zu nehmen, zu ordnen, zu reproduzieren suchen und schließlich auch für das westliche Denken nachvollziehbare Modelle zu entwickeln.

Da wissenschaftlicher Fortschritt meist auch nicht durch konservative Mehrheiten und „Sachverständige" zu verhindern ist, erfolgte in den letzten Jahrzehnten eine intensive Erforschung auch der Akupunkturphänomene.[62]

Weil offensichtlich die individuelle Auswahl der zu stechenden Punkte entscheidend für den Erfolg war und eine schlichte Übernahme von Kochbuchrezepten sich nicht sonderlich bewährte, mußte man sich notgedrungen mit den uns schwer verständlichen theoretischen Hintergründen der traditionellen chinesischen Medizin beschäftigen.

Nach chinesischer Vorstellung erklärt sich die Wirkung der gestochenen Nadeln aus einer Beeinflussung der „Energie"-Zirkulation im Organismus.

Krankheit ist nach ihr Störung des Energieflusses bzw. eine Störung des Gleichgewichts zwischen den beiden Formen (oder Aspekten) dieser Energie. Die uns geläufigen Symptome einer Krankheit sind nach dieser Vorstellung nur Sekundärerscheinungen der eigentlichen energetischen Störung. So ist selbst bei einer Infektionskrankheit die energetische Störung Voraussetzung für die Möglichkeit des

Eindringens von Erregern. Vorstellungen also, die nach den Erkenntnissen der modernen Immunologie gar nicht mehr so abwegig erscheinen und vor etwa 150 Jahren auch bei uns schon beinahe einmal Lehrmeinung wurden. (Claude Bernard: „Le terrain est tout, le microbe rien.")

Bereits mit dem Energiebegriff der Chinesen (Qi) hatte unsere dem Masse-Denken und der Mechanik verhaftete Medizin ihre Probleme, um so mehr als dabei noch unterschiedliche Energieformen berücksichtigt werden müssen.

Diese Energie zirkuliere – vorwiegend – in bestimmten Bahnen, „Meridianen". Auch diese Meridiane konnten niemals histologisch nachgewiesen werden und wurden folglich für nicht existent erklärt. Allerdings wiesen Physiker darauf hin, daß für diese von den Chinesen angegebenen „Bahnen" oder „Kanäle" ein morphologisches Substrat, also etwas histologisch-anatomisch Nachweisbares, keineswegs erforderlich sei. Nach H. Schuldt[63] sind die Meridiane „Kraftfeldverdichtungen des (inhomogenen) intrakorporalen Elektropotentials". Und nach Popp können die Meridiane als organbezogenes Wellenleitersystem aufgefaßt werden, „ein Kanalsystem, über das bevorzugt auf Mikrowellen aufmodulierte, elektromagnetische Informationen zwischen den Organen und zwischen Organen und Außenwelt transportiert würden."[64]

Wenn sich der wissenschaftliche Horizont auf die klassischen, mechanistisch-deterministischen Modelle der Zellularpathologie und der Biochemie beschränkt, muß der traditionelle theoretische Hintergrund der chinesischen Akupunktur tatsächlich als mit unserem Wissenschaftverständnis unvereinbar erscheinen.

Allerdings unter dem hier knapp umrissenen physikalischen Aspekt und nach Integration der Systemtheorie in das medizinische Paradigma werden die vermeintlich obskuren Vorstellungen durchaus akzeptabel, besonders wenn die etwas antiquierten und meist unverstanden aus dem Chinesischen übersetzten Begriffe in die Sprache der Systemtheorie übertragen werden, wie dies vor allem durch Beisch[65] erfolgte.

Systemtheoretische und kybernetische Erwägungen, wie sie im ersten Teil des Buches dargelegt wurden, lassen die in der Akupunkturlehre behauptete, weit über unser Organdenken hinausgehende Vernetzungen der Subsysteme im System Mensch nicht nur als möglich erscheinen, sondern sogar als zwingend notwendig.

Ein die Akzeptanz der Akupunkturlehre ebenfalls behindernder Fehler der westlichen Medizin war sicherlich, die in den chinesischen sogenannten „Fünf-Wandlungsphasen" beschriebenen „Organe" mit unseren Organen gleichzusetzen, statt als Funktionsbereiche aufzufassen, wie eigentlich gemeint.

Einige in diesem Kontext außerordentlich interessante Gesichtspunkte für eine Einbindung in unsere medizinischen Vorstellungen wurden aus embryologischer und endokrinologischer Sicht von Buchheit[66] aufgezeigt. Buchheit demonstriert am Beispiel der Milz und deren bei uns erst aus neuerer Forschung bekannten endokrinen Vernetzung mit Hypothalamus, Hypophyse, Nebennierenrinde und vor allem den Gonaden (und deren Auswirkung auf die Gefühlssphäre) die Übereinstimmung mit dem chinesischen „Funktionsbild Milz", in dem all diese Faktoren schon beinhaltet sind.

Die im Rahmen der Akupunkturforschung festgestellten, durch Nadelung bestimmter Hautpunkte provozierbaren biochemischen Veränderungen wie auch die herangezogenen neurophysiologischen Modelle[67] stehen übrigens keineswegs im Widerspruch zu dem weiter oben dargelegten energetischen (elektromagnetischen) Modell.

Vielmehr zeigt sich auch hierin die prinzipielle Untrennbarkeit der energetischen Ebene des elektromagnetischen Informationstransfers und der morphologischen Ebene der chemischen Reaktionsabläufe, des biomolekularen Informationstransfers und zellulärer Strukturen.

Diese prinzipielle Untrennbarkeit beruht auf der Wechselwirkung durch elektromagnetische Signale (*„Aktivierungsphotonen"*) zur Einleitung und Steuerung aller chemischen Vorgänge auf materieller Ebene einerseits und der jedem chemischen Prozeßablauf assoziierten Photonenabstrahlung andererseits.

Sowohl vom systemtheoretisch-kybernetischen Standpunkt wie auch vom elektrophysikalischen her dürfte die Einbeziehung der traditionellen chinesischen Akupunkturlehre in ein naturwissenschaftlich erweitertes Spektrum unserer Medizin keine wesentlichen Probleme mehr verursachen.

Unerörtert blieb allerdings noch die eigentlich recht wesentliche Bedeutung der sogenannten „Akupunkturpunkte" auf oder in der Haut. Doch Näheres hierzu findet sich in den Ausführungen zur Elektromedizinischen Systemdiagnostik.

3 Homöotherapie – Isotherapie – apparative Resonanztherapie

3.1 Homöopathie und Isotherapie

Zunächst sei darauf hingewiesen, daß Homöopathie nichts mit Naturmedizin zu tun hat. Die unter Laien häufige Verwechslung von Homöopathie mit Phytotherapie sollte unter Medizinern nicht möglich sein. Trotzdem sei bemerkt, daß homöopathische Medikamente – nach unseren derzeitigen Kenntnissen – nirgends in der Natur vorkommen,[68] was erklärt, warum die Homöopathie zuweilen in gleicher Weise von „Naturheilern" abgelehnt wird wie von den orthodoxen Medizinern.

Das Wesentliche an Homöopathika und Homöotherapeutika besteht darin, daß es sich bei ihnen um mehr oder weniger hohe Verdünnungen handelt. Diese zum Teil erhebliche Verdünnung einer wirksamen Substanz (auf die besonderen Gegebenheiten beim Verdünnungsprozeß wird später eingegangen werden) sind hauptsächlicher Anlaß der Kritik, einmal, weil sie ohne nähere Begründung unserem wissenschaftlichen „Hausverstand" widerspricht, zum anderen, weil sie einem naturwissenschaftlichen Gesetz (des 19. Jahrhunderts), dem Massenwirkungsgesetz, widerspricht.

Wir wissen, daß für einen chemischen Reaktionsablauf eine Mindestanzahl von Molekülen vorhanden sein muß. Es scheint daher wenig sinnvoll, eine wirksame Substanz unter diese Mindestanzahl hin zu verdünnen. Ganz absurd muß aber die sogenannte Hochpotenz-Homöopathie erscheinen, bei der Verdünnungen von 10^{-30} und 10^{-200} zur Anwendung kommen. Ist doch jedem wissenschaftlich gebildeten Laien und Mediziner bekannt, daß jenseits der D 23 (oder 10^{-23}), die in etwa der Loschmidtschen Zahl entspricht, mit an Sicherheit grenzender Wahrscheinlichkeit kein einziges Molekül der ursprünglichen Wirksubstanz mehr enthalten ist. „Wo aber keine Substanz, da keine Wirkung!" – So der gängige Trugschluß!

Wenn diese Vorstellung begründet wäre, gäbe es weder Rundfunk noch Fernsehen. Doch dies kann abgehandelt werden zusammen mit der Besprechung **einer Sonderform der Homöopathie,** der

Isopathie oder Isotherapie.

Um auszudrücken, daß es sich hierbei um Therapieformen und nicht um Erkrankungen handelt, werden im folgenden die etwas weniger geläufigen, aber sprachlich korrekteren Bezeichnungen „Homöotherapie" und „Isotherapie" verwendet.

In der Homöotherapie soll – wie der Name sagt – mit „Ähnlichem" behandelt werden.[69] Im Gegensatz hierzu soll bei der Isotherapie mit „Gleichem" behandelt werden. Was heißt in diesem Zusammenhang „gleich"? Gleich womit? Gemeint ist, daß die gleiche Substanz oder das gleiche Gift zur Therapie eingesetzt wird, das die Krankheit verursacht hat, also z.B. Cadmium bei subklinischer Cadmiumvergiftung oder Streptokokkentoxin bei Erkrankungen durch diesen Erreger.

Auf den ersten Blick könnte man die Isotherapie vielleicht vergleichen mit der aktiven Immunisierung, der Impfung.

Nur daß bei der Impfung das Abwehrsystem des Organismus auf eine etwaige spätere Infektion vorbereitet werden soll, während bei der Isotherapie Ausscheidungs-, Bindungs- und Abwehrmechanismen gegen schon bestehende Belastungen oder Erkrankungen mobilisiert werden. Auch die Hyposensibilisierung bei Allergien könnte als eine etwas simplere Form der Isotherapie bezeichnet werden.

Der Volksmund würde sagen: Isotherapie heißt, den Teufel mit dem Belzebub austreiben.

Dieses therapeutische Prinzip muß zunächst als Widersinn erscheinen; denn es scheint nicht gerade sinnvoll, einem ohnehin mit Giften Belasteten noch mehr Gift zuzuführen.

Doch hier geht es offensichtlich um einen therapeutischen Ansatz, wie er im Teil I des Buches als mögliches Konzept beschrieben wurde.

Die starken Verdünnungen haben offensichtlich zum Ziel, **chemische** Reaktionsabläufe – entsprechend dem Massenwirkungsgesetz – weitgehend zu unterbinden, eine materielle Wirkung weitgehend auszuschalten.

Genaugenommen wird nämlich gar nicht mit Cadmium behandelt oder mit Streptokokkentoxin, sondern mit der **Information** von Cadmium oder der Erregerstoffwechselgifte.

Was aber geschieht nun bei der Isotherapie tatsächlich? Wir haben davon auszugehen, daß Materie grundsätzlich und damit auch Moleküle nach quantenmechanischer Vorstellung **auch** Wellencharakter haben (s. hierzu Kap. 6). Der Teilchencharakter der sogenannten Elementarteilchen, aus denen die Atome zusammengesetzt sind und die damit letztlich auch die Moleküle bilden, ist nur der eine – uns gewohnte – Aspekt der Realität.

Der andere – meist vernachlässigte – Aspekt ist der Wellencharakter. Diese paradoxe Doppelnatur oder Ambiguität der Materie ist eine der fundamentalen Erkenntnisse der Quantenmechanik. Der Versuch einiger Physiker, den Wellencharakter der Korpuskel durch die neue Bezeichnung „Wellikel" ins allgemeine Bewußtsein zu bringen, ist nur wegen der sprachlichen Schwerfälligkeit gescheitert.

Prinzipielle Eigenschaft aller Wellen (oder oszillierender Felder) ist die Möglichkeit der Fernwirkung über Resonanz. Spektrallinien zum Beispiel sind typische Quanteneffekte.

Sie werden bekanntlich sogar in der Medizin schon zur Analyse benutzt. Diese elektromagnetische Abstrahlung oder Photonenemission von Atomen im angeregten Zustand ist jeweils typisch für den Absender. Der Absender, der Oszillator, ist an seiner typischen Strahlung erkennbar. Prinzipiell, wenn auch technisch im allgemeinen noch nicht genutzt, gilt dies auch für alle Moleküle, wobei hier noch zusätzlich die alten elektrodynamischen Gesetze zum Tragen kommen. Der Leser erinnert sich: Eine bewegte elektrische Ladung induziert eine elektromagnetische Feldoszillation. Daß alle elektrophysikalischen Vorgänge mit einer entsprechenden Oszillation des umgebenden elektromagnetischen Feldes assoziiert sind, ist Propädeutik-Wissen der Elektrodynamik und wurde auch in der Medizin zur Kenntnis genommen, z.B. durch die Möglichkeit der EEG- und EKG-Ableitungen.

Moleküle bestehen aus dynamischen Strukturen elektrisch geladener Teilchen (so man den gewohnten Teilchenaspekt der Materie den Vorzug geben möchte). Moleküle haben den Charakter von Dipolen bzw. eines ganzen Komplexes von Dipolen. Dipole sind offene Schwingungskreise, die die Fähigkeit haben, bei hoher Frequenz ihre Signale abzustrahlen (Kap. 3).

Die folgenden Darlegungen werden nun sicher bei vielen Lesern

Die beiden Aspekte einer möglichen Medikamentenwirkung

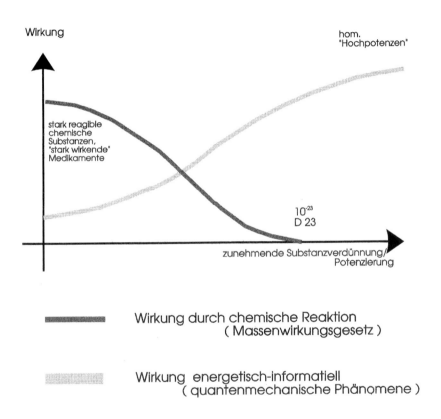

Abb. 34

Aversionen auslösen, wie dies bei einer Änderung vertrauter Denkmodelle aus psychologischen Gründen ja häufig geschieht. Wir sind durch unser geltendes medizinisches Paradigma der Überzeugung, daß alle Medikamentenwirkung auf chemischen Vorgängen beruht (oder dem berühmten Plazeboeffekt). Entsprechend selbstverständlich scheint uns die Gewichtung von Chemie, Biochemie und Pharmakologie in unserer Ausbildung.

Aber Homöopathie und Isotherapie haben mit Chemie fast nichts zu tun. Hier handelt es sich um physikalische Phänomene. Darauf hat auch Popp in seinem „Bericht an Bonn"[70] hingewiesen. Jedes Medikament hat grundsätzlich zwei Wirkaspekte: die chemisch-materielle und die energetisch-informatorische. Dabei wird das Verhältnis durch Verdünnung und Potenzierung mit zunehmender Potenz mehr und mehr in den energetisch-informatorischen Bereich verschoben.

Auch bei den sogenannten starkwirkenden Allopathika kann die energetische Wirkung nur scheinbar vernachlässigt werden. (s. Abb. 34)

Zurück zur Isotherapie, zu den Isotherapeutika und ihrem Informationscharakter: Wir wissen heute – u.a. durch die Untersuchungen von C. Smith, Salford-University[71] –, daß elektromagnetische Schwingungsmuster und damit auch die von Schadstoffen oder Krankheitsprodukten ausgehenden typischen Oszillationsmuster in Wasser gespeichert werden können wie in Mikrochips oder Tonträgern. Bei der homöopathischen „Potenzierung", einem stufenweisen Verdünnungsprozeß unter Einwirkung starker kinetischer Kräfte durch Verschütteln, werden die von den Molekülen ausgehenden charakteristischen Oszillationsmuster im Lösungsmittel Wasser abgespeichert. Für die Speicherfähigkeit wird in der neueren Forschung die besondere Struktur des Wassers mit seinen Sauerstoff-Wasserstoff-Brücken und -Clustern verantwortlich gemacht.[72] H. Klima[73] vom Atominstitut der österreichischen Universitäten Wien spricht von der Dipol-Natur der Wassermoleküle (was selbstverständlich und in besonderem Maß für Wasser in Zellen und im Gewebe gilt). Es wird daher auch von der physikalischen „Gedächtnisfunktion" des Wassers gesprochen.

Die „Isotherapeutika" – nach homöopathischen Prinzipien potentierte Schadstoffe und Krankheitsprodukte – sind also in erster Linie Informationsspeicher und keine Chemikalien. Sie geben dem Organismus die **Information**, die er braucht, um körpereigene Ausscheidungs-, Bindungs- und Abwehrmechanismen einzuleiten.

Die Tatsache, daß in Potenzierungsstufen unter einer D 23 auch noch Wirkstoffmoleküle, also materielle Substanz, vorhanden sind, widerspricht nicht dem eigentlichen Wirkprinzip der energetischen Informationsübertragung. Prinzipiell ist die D 30, also ein vom pharmakologischen Standpunkt aus substanzfreies Mittel, ähnlich wirksam.

Das geschilderte Wirkprinzip der elektromagnetischen Informationsübertragung gilt selbstverständlich genauso für die nach den Ähnlichkeitsregeln gefundenen Homöotherapeutika.

Als Resümee aus dem bisher Besprochenen könnte man folgendermaßen zusammenfassen:

● Das Wirkprinzip der Isotherapie (wie auch der Homöopathie) ist je nach verwendeter Potenz ein vorwiegend oder ausschließlich energetisch-informationelles. Daß es sich bei dem energetischen Informationscharakter um eine elektromagnetische Feldoszillation handelt (man könnte aber ebenso gut Photonenemission sagen), geht aus den gültigen physikalischen Modellen hervor. Experimentell bestätigt wurde es beispielsweise durch die Untersuchungen von Morell mit Frequenz- und Bandfiltern und die Arbeiten von Aschoff.

● Eine etwaige chemisch-materielle oder gar toxische Wirkung kann mit zunehmender Potenzierung (Verdünnung) ausgeschlossen werden.

● Die Entstehung der elektromagnetischen Oszillationsmuster erklärt sich aus quantenmechanischen Phänomenen und elektrodynamischen Vorgängen.

● Die Speicherung der Oszillationsmuster erfolgt im Wasser (auch Kristallwasser der Tabletten und Globuli) durch die Brücken- und Clusterbildungen.

Es erhebt sich nun die Frage, wie die Auswirkungen der von den Homöopathika und Isotherapeutika ausgehenden elektromagnetischen Signale auf lebende Organismen vorstellbar sind.

Wie schon erwähnt, ist die wesentliche und charakteristische Eigenschaft oszillierender elektromagnetischer Felder – wie ja von Wellen aller Art! – die Fernwirkung durch Resonanzkoppelung, das heißt die Möglichkeit, andere Systeme, andere Schwingungskreise zum Mitschwingen anzuregen. Resonanz ist primär ein Begriff aus der Akustik (resonare = zurücktönen, widerhallen), betrifft aber grundsätzlich alle schwingungsfähigen Systeme.

In der Elektrotechnik versteht man darunter das Mitschwingen eines Schwingungskreises mit einem erregenden Sender. Voraussetzung für Resonanz ist, daß die durch Kapazität und Induktivität bestimmte Frequenz der Schwingungskreise übereinstimmt. Beim Rundfunkempfang z.b. wird die Resonanz durch Abstimmen eines Empfängers auf einen Sender ausgenutzt. Allgemein physikalisch ausgedrückt ist Resonanz das Mitschwingen von Systemen (mit schwach gedämpften Eigenschwingungen), wenn sie durch relativ schwache äußere Kräfte erregt werden, wobei, wie gesagt, die Frequenz der Eigenfrequenz des Systems gleich oder sehr ähnlich sein muß. Im Idealfall wird 50% der Energie vom Oszillator auf den Resonator übertragen. (Die Übereinstimmung oder Abgestimmtheit der Schwingungskreise oder Systeme ist also die Voraussetzung für das Auftreten eines Resonanzphänomens. Hierauf soll später nochmals eingegangen werden.) Jedes schwingungsfähige System kann geeignete Systeme zum Mitschwingen bringen. Jeder sendende Schwingungskreis, jeder Oszillator kann auch Resonator sein. Die Fernwirkung erfolgt über ein Medium oder ein „Feld", das zum Schwingen, zur Oszillation gebracht wird. Beim Schall ist dies meist die Luft, beim Licht das elektromagnetische Feld. Resonanz und Interferenz sind die wesentlichen Eigenschaften von Wellen, von oszillierenden Feldern.

Resonanz ermöglicht Information. Resonanz ermöglicht Fernwirkung. Schwingung ermöglicht Resonanz.

Die Quantenmechanik hat gezeigt, daß „Materie" unter bestimmten Bedingungen Interferenz- und Resonanzverhalten aufweist.

Der Empfang von Informationen, wie sie von Isotherapeutika ausgehen dürften, durch den Organsimus ist also ganz ähnlich vorzustellen wie der Empfang des Rundfunkprogramms durch den Radioempfänger. Es handelt sich um ein Resonanzphänomen gekoppelter Schwingungskreise; denn auch die Zellmembranen und Zellanteile des Organismus stellen elektromagnetische Schwingungskreise dar, die zur Resonanz – zum Mitschwingen– angeregt werden können.

Daß Zellen und Zellverbände schwingungsfähige Systeme darstellen, also Resonatoren, ist keine neue Hypothese. Schon in den 30er Jahren hat H. Fröhlich, Nobelpreisträger und Physiker in Liverpool, auf diese Eigenschaften hingewiesen und die Resonanzfrequenz von Zellmembranen und Membrananteilen errechnet. Sie liegt übrigens im Mikrowellenbreich. Popp und Mitarbeiter wiesen elektromagnetische Strahlungen im sichtbaren Spektrumsbereich (also wesentlich kurzwelliger) – nach. Als Entstehungsort für diese Strahlung sieht er die DNS an. Inzwischen sind Messungen der Photonen biologischer Systeme vielerorts bestätigt worden.

Man kann folglich den menschlichen Organismus als einen Komplex schwingender – oszillierender – Systeme bezeichnen, die über das elektromagnetische Feld in Wechselwirkung untereinander und mit ihrer Umgebung stehen.

Jeder Oszillator ist, wie gesagt, auch Resonator, also fähig, geeignete Signale zu empfangen, somit also auch die DNS, die Zellmembranen, Zellverbände und die Strukturen der mesenchymalen Matrix (wie die von Heine entdeckten Gittertunnel).

Für die Fähigkeit, als Resonator Signale zu empfangen, in Resonanz zu treten, ist neben der Übereinstimmung der Frequenz noch eine bisher nicht erwähnte physikalische Eigenschaft von Bedeutung: Es ist die sogenannte „Resonatorgüte". Die Resonatorgüte kann man als das Gegenteil der Dämpfung eines Schwingungskreises bezeichnen. Und die Dämpfung ist verursacht durch den Widerstand, also so etwas wie die Reibung. Ein angestoßenes Pendel wird durch den Luftwiderstand ohne neue Energiezufuhr allmählich zum Stehen kommen, es sei denn, es schwinge im Vakuum. Ein elektrischer Schwingungskreis wird durch den Leitungswiderstand mehr oder weniger in seiner Oszillation gedämpft, es sei denn, er bestehe aus einem Supraleiter. Supraleitung, also fast widerstandsfreie Leitung war bis vor kurzem nur bei extrem niedrigen Temperaturen möglich, nach neueren Erkenntnissen unter besonderen Bedingungen aber auch bei höherer Temperatur und nach neuesten Erkenntnissen in biologischen Systemen auch bei Körpertemperatur. Proteinketten werden hierfür verantwortlich gemacht, die in ihrer Funktion der sogenannten Lecher-Leitung verwandt sind (Kap. 10). Hieraus wieder erklärt sich die außerordentlich hohe *Resonatorgüte* der Schwingungskreise unseres Organismus und damit auch eine Resonanzkoppelung sogar bei ultraschwachen Signalen.

Hinzu kommt noch ein weiteres Phänomen: Außer der eben geschilderten hohen Resonatorgüte der „Empfänger" in unserem Organismus scheinen auch die „Sender", für unser Thema also die Homöo- und Isotherapeutika, von ungewöhnlich hoher Resonatorgüte zu sein. Die Resonatorgüte ist nämlich auch abhängig von der Intensität der Oszillation und zwar umgekehrt proportional. Je höher die Intensität, um so größer auch die Dämpfung. (Ähnlich wie die Abhängigkeit der Reibung von der Geschwindigkeit eines Gegenstandes.) Popp verwendet in einer seiner Arbeiten das Beispiel des verbesserten Radioempfangs durch Zurückdrehen der Intensität des Gerätes und er weist auf die Analogie bei der homöopathischen Verdünnung hin.

Die Verbesserung der Resonatorgüte wäre also ein weiterer Aspekt des Sinnes homoöpathischer Potenzierungen. Die Potenzstufe hat übrigens nicht nur Einfluß auf die Resonatorgüte. Vielmehr besteht der Einfluß auch durch die wohl unterschiedlichen Oberschwingungen und Schwebungen auf die Abgestimmtheit der Systeme und damit den Grad der Energieübertragung.

Es ist eigentlich nichts mysteriös-geheimnisvolles an der Art des Informationstransfers zwischen Medikament und Organismus. Ungewohnt ist nur die Vorstellung einer Wirkung ohne primär biochemisch-pharmakologische Manipulation.

Bleibt nun nur noch die Frage: Wie erklärt sich die Heilwirkung der beschriebenen Resonanzkoppelung zwischen Isotherapeutikum und Organismus?

Hierfür gibt es das auch von Aschoff vertretene Modell einer Löschung pathologischer Oszillationen des Organismus durch destruktive Interferenz mit der **spiegelbildlichen Information** von Homöo- oder Isotherapeutikum. Wie bereits bekannt, löschen sich spiegelbildliche Signale durch *destruktive Interferenz* gegenseitig aus. Auch eine Mobilisation ein- und angelagerter Toxine im Organismus durch Lösen von Bindungsvalenzen (elektromagnetische Koppelungen) ist hiermit durchaus denkbar.

Aber entscheidend für jedes, auch das plausibelste theoretische Modell ist letztlich seine Bestätigung im Experiment, seine Bewährung in der Praxis. Dem Leser soll hierdurch lediglich die nötige Offenheit für die Überprüfung in der Praxis ermöglicht werden.

Es sei hier an die berühmte Äußerung Albert Einsteins erinnert: „Erst die Theorie entscheidet, was beobachtet werden kann." Oder ein Zitat David Bohms: „Theorien bestimmen nicht nur die Konstruktion wissenschaftlicher Instrumente, sondern auch die Art der Fragen, die in den Experimenten selbst gestellt werden."

Auch der weitere Ausbau einer Methode ist am ehesten mit Hilfe eines schlüssigen theoretischen Modells zu erreichen.

Es soll hier keineswegs der Eindruck erweckt werden, daß mit dem vorgestellten Modell alle Probleme der Homöo- oder Isotherapie geklärt, alle Fragen beantwortet sind. So wurde überhaupt nicht auf die eigenartigen, neu entdeckten und sicher hier mitspielenden Skalarwellen eingegangen oder die Solitonen und Kink-Schwingungen, relativ niederfrequente Schwebungen. Hier bleiben noch viele offene Fragen.

Dem homöopathischen Arzt W. Gawlik[74] verdankt der Autor den Hinweis auf die wohl früheste, in der Literatur beschriebene isotherapeutische Heilung: „Auf dem Zug der Griechen nach Troja stellte sich König Telephos den Griechen im Kampf entgegen. Er wurde von Achill verwundet und die Wunde heilte nicht. Ein Orakel empfahl ihm, sich die Speerspitze dessen, der ihn verwundet hatte, zu besorgen, etwas von der Speerspitze abzuschaben und auf die Wunde zu streuen. Der Erfolg war groß: Die Wunde heilte!"

In der uns bekannten Form geht die Isotherapie wohl auf Lux, einen Zeitgenossen Hahnemanns zurück und sie hatte einige recht prominente Fürsprecher wie Bier, Jäger und Hering. Die Bezeichung der Isopathie als „die Krönung der Homöopathie" stammt übrigens von dem homöopathischen Arzt Dr. Göhrum aus dem Jahr 1904.

Wie weiter oben ausgeführt, ist das Resonanzphänomen, also die Übertragung eines Signals von einem oszillierenden System über ein Feld auf ein anderes oszillierendes oder oszillationsfähiges System, abhängig (neben der Resonatorgüte) von der Ähnlichkeit der Eigen- oder Resonanzfrequenzen. Eine optimale Übertragung (nämlich 50% der schwingenden Energie) haben wir nur bei Gleichheit der Resonanzfrequenzen. Aber auch ähnliche Signale lösen – abhängig vom Ähnlichkeitsgrad – gewisse Resonanzphänomene aus. Hinzu kommt, daß es offensichtlich bei biologischen Systemen noch so etwas wie einen Einschwing- oder Anpassungsvorgang der Schwingungskreise gibt. (Hierauf wird später noch eingegangen werden.)

Das Prinzip der Resonanzkoppelung übrigens macht auch klar, wo die Homöopathie versagen muß: nämlich überall da, wo das Repertoire der homöopathischen Arzneien kein wirklich ähnliches Schwingungsmuster zur Verfügung hat. So scheint die Natur die Aktivitäten unserer Chemiker nicht vorausgeahnt und beispielsweise kein passendes Simile für PCP- und Dioxinintoxikationen entwickelt zu haben.

Was die Isotherapie betrifft, so war sie vor der Entwicklung eines Verfahrens, das die verborgenen plurikausalen Noxen chronischer Krankheiten aufdeckt, kaum praktikabel. Ohne die Möglichkeit einer exakten **ätiologischen** Diagnostik läßt sich das Prinzip „Gleiches mit Gleichem zu behandeln" nur in seltenen Fällen verwirklichen. Wie so oft wurde auch dieses – altbekannte – Prinzip erst verwirklichbar durch die Kombination mit einer späteren Entwicklung, einem regulationsdiagnostischen Verfahren, das noch gesondert zu besprechen sein wird.

Die Isopathie wurde durch ein neues Verfahren sozusagen aus dem Dornröschenschlaf erweckt. Mit dieser Erweckung ist wohl die Legitimation zur Namensgebung, einem archaischen Recht, erworben, die Wandlung der Iso**pathie** zur Iso**therapie**.

Auf die u.U. außerordentliche Bedeutung der Isotherapie für die subklinischen Intoxikationen mit Schadstoffen, den neuen Zweig „Umweltmedizin" also, kann hier nicht weiter eingegangen werden. Sie wird Gegenstand weiterer Veröffentlichung sein.

Hat man sich erst von der Vorstellung gelöst, daß für eine Wirkung Masse, Materie vorhanden sein muß, dann wird man auch als Mediziner die Möglichkeit einer anderen medikamentösen Wirkung einräumen als der bisher geläufigen pharmakologisch-chemischen. Bekanntlich ist mit der Übersendung elektromagnetischer Signale eine Symphonie Beethovens hörbar zu machen, ein unbemanntes Flugzeug zu lenken oder eine Atombombe zu zünden. Was veranlaßt uns anzunehmen, die Oszilatoren des menschlichen Organismus seien durch solche Signale nicht beeinflußbar?

Entscheidend für eine Beeinflußbarkeit von Systemen, für die

Wirkung eines Signals, ist lediglich die spezifische Stimmigkeit des Signals, also eine Übereinstimmung, wie sie auf morphologischer Ebene im Schlüssel-/Schloß-Prinzip des Rezeptorenmodells ihre Analogie findet.

Außerordentlich interessante Aspekte der Bedeutung der Chaosforschung für die Erklärung gewisser Phänomene der Homöopathie haben Hock und Garner aufgezeigt.[75] Die Autoren weisen auf die deutlichen Analogien hin zwischen den Konfigurationen der Mandelbrot-Menge in zunehmenden Iterationstiefen und den homöopathischen Potenzierungsstufen, wie auch auf die Analogie zwischen dem Ähnlichkeitsprinzip der Homoöpathie mit der Selbstähnlichkeit von Fraktalen. Hiermit sei „eine mögliche spezifische Wirkung hoher Potenzen... mathematisch nachvollziehbar."

3.2 Bioresonanztherapie – eine apparative Resonanztherapie

Das Wirkprinzip der Bioresonanztherapie wird wie bei Homöo- und Isotherapie auf rein energetisch-informatorische Wirkung zurückgeführt. Hier sei zunächst die einem Standardwerk[76] entnommene knappe Begriffsdefinition angeführt: „In der Bioresonanztherapie werden die Eigenschwingungen des Patienten mit sich selbst in Resonanz gebracht. Sie ist eine Therapie, die die physiologischen Schwingungen aktiviert und die pathologischen eliminiert." „*Die Therapie mit patienteneigenen Schwingungen* geht auf den Arzt Dr. F. Morell zurück, der die Verwendung seiner Idee erstmals 1977 vorstellte."

Drei der im Teil I geschilderten physikalischen Prinzipien scheinen im wesentlichen verantwortlich zu sein für die Funktion der Bioresonanztherapie: Rückkoppelung, Interferenz und das Phänomen der Resonanz. Interferenz und Resonanz sind typische Eigenschaften von Wellen, sie sind auf oszillierende Systeme beschränkt. Das Prinzip der (positiven) Rückkoppelung bewirkt – wie sich der Leser aus der Darstellung der Chaostheorie erinnert – die *Sensitivität* selbst *für* vermeintlich *geringfügige Änderungen der Systemeingangsbedingungen* und Einwirkungen.

Regelkreis
mit positiver Rückkoppelung und zwei verarbeitenden Systemen

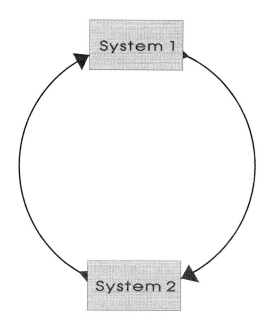

Das Ausgangssignal jeweils des einen Systems wird zum Eingangssignal für das andere.

Abb. 35

Zum Verständnis auch dieses therapeutischen Verfahrens ist zunächst ein revidierter Krankheitsbegriff erforderlich.

Da nicht zu erwarten ist, daß dem Leser alle im theoretischen Teil des Buches abgehandelten physikalischen und biophysikalischen Phänomene und Modelle gegenwärtig sind, werden die Grundvoraussetzungen hier nochmals angeführt.

Erste Prämisse:
Der Organismus wurde schon an anderer Stelle als signalerzeugendes und -verarbeitendes kybernetisches System beschrieben. Die Signalverarbeitung erfolgt durch die Steuerungsmechanismen der positiven und negativen Rückkoppelung. Dabei dient die negative Rückkoppelung der Konstanterhaltung eines Soll-Werts trotz des Einflusses von Störgrößen, während die positive Rückkoppelung (*„positives feedback"*) die Voraussetzung bildet für Wachstum und Selbsterneuerung, für Evolution und Lernprozesse. Bei der positiven Rückkoppelung wird das Prozeßergebnis wieder in den Eingang des verarbeitenden Systems eingespeist zu erneuter Verarbeitung und so fort, in ständigem Kreisprozeß.

In den Kreisprozeß kann als eine Art „Hyperzyklus" ein weiteres verarbeitendes System einbezogen werden, so daß der Output des einen Systems zum Input des anderen wird und umgekehrt.

Zweite Prämisse:
Allen chemischen Vorgängen nicht nur assoziiert, sondern übergeordnet sind elektromagnetische Vorgänge. *Photonen*[77] *steuern letztlich alle chemischen Reaktionen.* (Popp) Entscheidend für einen Reaktionsablauf sind die **Aktivierungsphotonen**, die den für die Reaktion der Moleküle erforderlichen angeregten Zustand bewirken.[78]

Selbstverständlich gilt dies in gleicher Weise für biologische Systeme, wobei wegen der gegenüber Reaktionsabläufen im Reagenzglas erheblich komplexeren Vorgänge eine eintakte und kohärente elektromagnetische Feldoszillation (oder Photonenfeld) Grundvoraussetzung ist.

Diese Tatsache rechtfertigt die bereits in Kapitel 3 des ersten Teils aufgestellte Behauptung, daß der Transinformationsfluß innerhalb und zwischen den Regelsystemen des Organismus sich vorwiegend auf energetischer Ebene vollzieht.

Während chronische Krankheit unter kybernetischem und systemtheoretischem Aspekt als Regelkreisstörung und Systemdesintegration definiert wurde, ist sie unter dem Aspekt, daß elektromagnetische „Aktivierungsenergie" jeden biochemischen Prozeß einschließlich Zellwachstum steuert, ein primär rein physikalisches Phänomen.

Ausgehend von der allen Medizinern aus EKG, EMG und EEG bekannten Tatsache, daß jedem pathologischen bioelektrischen Ablauf aus elektrodynamischen Gründen ein entsprechendes pathologisches elektromagnetisches Oszillationsmuster assoziiert sein muß, ist eigentlich unter Einbeziehung obiger Gegebenheiten nur ein Schritt weiter zu gehen. Nach den elektrophysikalischen Gesetzen müssen bei allen Vorgängen, bei denen elektrische Ladung bewegt wird – also auch auf molekularer oder zellulärer Ebene – begleitende elektromagnetische Feldoszillationen entstehen. Und so müssen auch pathologische Prozesse auf molekularer oder zellulärer Ebene mit Veränderungen der zugehörigen Oszillationsmuster einhergehen. Anders ausgedrückt: **Pathologische Prozesse auf der morphologischen Ebene korrelieren immer mit entsprechenden pathologischen Veränderungen auf energetischer Ebene.** In der Vergangenheit allerdings neigte man dazu, diese (physiologischen und pathologischen) Oszillationsmuster sozusagen als „Abfallprodukt" aufzufassen. Diese Auffassung mußte durch die moderne Forschung revidiert werden. Wir wissen heute, daß elektromagnetische Signale als *Aktivierungsphotonen* Steuerungsfunktion haben können, wenn sie vom Muster – also vom Informationsgehalt her – passen. Ohne Zweifel bestehen jedoch auch Wechselwirkungen zwischen den Ebenen, also die Möglichkeit einer Rückkoppelung von morphologisch induzierten pathologischen Signalen auf die Steuerungsfunktion. Auch hierin liegt die Gefahr einer chaotischen Aufschaukelung zunächst minimaler Störungen.

Von Popp und Mitarbeitern wurde nachgewiesen, daß die beobachtete elektromagnetische Emission aus den Zellen, die *Photonenluminiszenz*, nicht allein auf biochemischen Reaktionen der Zellen beruhen kann, sondern daß es sich um vorher „eingefangene" und gespeicherte Strahlung handelt.[79] Da „biologische Systeme die Eigenschaft haben, elektromagnetische Schwingungen zu speichern", ... „könnten nun auch falsche Schwingungen auftreten, die hartnäckig im Organismus bleiben und zu Fehlregulationen führen". (Popp) Eine mögliche Form pathologischer Schwingungsmuster ist der Kohärenzverlust der Signale. Weitere Möglichkeiten wurden in Kapitel 3 schon besprochen. Hierzu gehören die „*Störquellen*"[80] (als nachrichtentechnischer Begriff), beispielsweise verursacht durch die

Schwingungsmuster von Toxinen (Erreger, Umwelt) oder den als Störfelder bezeichneten atypischen Gewebsbezirken.

Soviel zur physikalischen Definition chronischer Krankheiten als pathologische Schwingungsmuster im steuernden, organismuseigenen elektromagnetischen Feld.

Was ist nun naheliegender, als der Versuch, diese pathologischen Muster wieder in physiologische umzuwandeln? Dies scheint zwar ein ungewohnter Denkansatz, ist im übrigen aber vielleicht nur eine Frage der Technik.

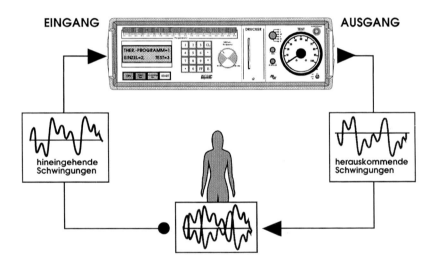

BICOM und Patient bilden gemeinsam einen Regelkreis

Copyright (c) 1992 by Brügemann Institut. Alle Rechte vorbehalten!

Abb. 36

Morells genial einfache Idee bestand nun darin, die typischen Eigenschaften von Wellen, die Interferenz, auch zu ihrer Veränderung zu nutzen. Zur Erinnerung: Die phasengleiche Überlagerung zweier Wellen bewirkt eine Verstärkung durch Amplitudenaddition, die um 180° phasenverschobene oder spiegelbildliche Überlagerung aber eine Auslöschung (*destruktive Interferenz*). Wenn es also gelänge, die pathologischen Schwingungen abzugreifen, einem entsprechenden Gerät zuzuführen, dort spiegelbildlich zu invertieren und diese spiegelbildlichen Signale ohne (wesentliche) zeitliche Verzögerung wieder in den Organismus einzuspeisen, müßte es dort durch destruktive Interferenz zur Löschung der pathologischen Muster kommen. Da die technische Schaltung hierfür ebensowenig Schwierigkeiten bereiten dürfte wie das Abgreifen der elektromagnetischen Signale (da vom EKG, EMG und EEG her ja bekannt), scheint die zumindest theoretische Effizienz der Methode nur noch von einer vorausgehenden Trennung pathologischer und physiologischer Signale abzuhängen. Denn sinnvollerweise sollten nicht auch die physiologischen, für die Steuerung erforderlichen Muster gelöscht werden.

Ein (schalt)technisches Problem dürfte auch hierin nicht liegen, vorausgesetzt, physiologische und pathologische Signale unterscheiden sich prinzipiell in irgendeiner Form. Angenommen, dieser grundsätzliche Unterschied besteht (z.B. in unterschiedlichem Kohärenzgrad, unterschiedlichem Frequenzbereich) – und diese Annahme fällt aus analogischen Gründen relativ leicht –, dann läßt sich mit geeigneten Resonatoren die eine oder die andere Form herausfiltern[81] (auch der Absorptionsvorgang ist ein Resonanzphänomen) und in getrennten Schaltwegen das eine (pathologische) Signal durch destruktive Interferenz löschen, das andere (physiologische) durch konstruktive Interferenz verstärken.

Selbst wenn die rückgekoppelten invertierten bzw. verstärkten Signale im Gesamtspektrum des Organismus jeweils nur minimale Musteränderungen bewirken und infolge der Verzögerung eine geringe Phasenverschiebung aufweisen sollten, reicht – wie man sich aus dem Kapitel Chaosforschung erinnert – infolge der zigtausendfachen Iterationen bei Rückkoppelungsprozessen eine minimale Modifikation der Anfangs- oder Systemeingabebedingungen aus, um die Endkonfiguration völlig zu ändern (*Schmetterlingseffekt*).

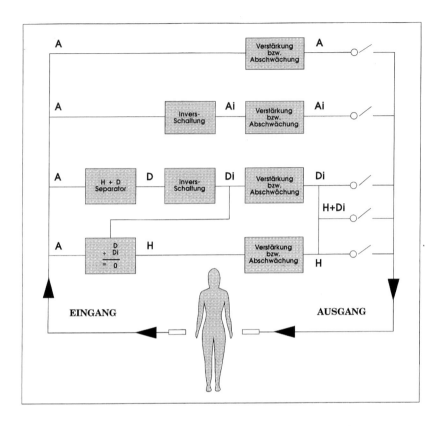

Abb. 37: Schaltschema des Bicom-Gerätes für getrennte Verstärkung bzw. Abschwächung physiologischer und pathologischer Schwingungsmuster.

Übrigens dürften sich ähnliche Vorgänge physiologischerweise im Organismus spontan abspielen. Wie die Forschungen der technischen Biologie und Bionik zeigen, sind so gut wie alle technischen Erfindungen in der Natur irgendwie vorgegeben.

Die Tatsache, daß dem Organismus auf morphologischer Ebene zahlreiche chemische Detoxikationsmechanismen zur Verfügung stehen und dem Immunsystem eine Vielzahl zellulärer und molekularer Abwehrmechanismen, schließt ja adäquate Korrekturmechanismen auf energetischer Ebene keineswegs aus. Oder „die Existenz des Briefträgers schließt bekanntlich das Telefon nicht aus". (Popp)

Der Wirkungsmechanismus der Bioresonanztherapie besteht also in der Korrektur pathologischer elektromagnetischer Signale und in der (Kohärenz-)Verstärkung physiologischer Signale des Organismus. Dies kann durch Entkoppelungen oder Lösung elektrostatischer Bindungen auf morphologischer Ebene z.b. zur Elimination von Toxinen führen.

Da der gleiche Mechanismus – wie oben dargelegt – für Homöo- und Isotherapie geltend gemacht wird, wird das Bioresonanzverfahren gelegentlich auch als „*Elektronische Homöopathie*" bezeichnet.

Außer den Schwingungsmustern des menschlichen Organismus können selbstverständlich auch von Substanzen (z.b. eventuellen Allergenen) ausgehende Oszillationsmuster im Gerät verstärkt und/ oder invertiert werden, daher scheint die bereits sehr verbreitete diagnostische und therapeutische Anwendung in der Allergologie eine besondere Domäne zu sein.

4 Die medizinische Systemdiagnostik – EAV

Im Teil I des Buches wurde die Notwendigkeit eines neuen, den modernen kybernetischen Vorstellungen angemessenen Gesundheits- und Krankheitsbegriffs erörtert. Es wurde dabei die Definition der Gesundheit als funktionierendes autonomes Regulationsverhalten biologischer Systeme vorgeschlagen, für akute Krankheit die Definition als adäquater Adaptationsversuch und für die chronische Erkrankung die Regelkreisstörung aufgrund gestörten Informationstransfers. Des weiteren wurde erörtert, daß eine solche Sicht der Krankheit einen neuen diagnostischen Ansatz erforderlich macht.

Inwieweit trägt dem das regulationsdiagnostische Verfahren medizinische Systemdiagnostik – EAV Rechnung?

Auch hier zunächst das Zitat einer Selbstdarstellung:

„Die medizinische Systemdiagnostik – EAV basiert auf der sogenannten Elektroakupunktur nach Voll, ist damit in ihren Anfängen über 30 Jahre alt und in den letzen Jahren systematisiert, erweitert und vor allem theoretisch untermauert worden. Sie beruht – wie der Name sagt – auf den in der Medizin noch wenig genutzten Modellen von Systemtheorie und Kybernetik, beschäftigt sich also mit biologischen Steuerungs- und Regelprozessen und ihren Störungen.

Dabei werden die reflektorischen oder – allgemeiner – Wechselwirkungsbezüge zwischen Organen oder Systemen und der Haut genutzt. Solche Beziehungen sind ja nicht nur durch die chinesische Akupunkturlehre bekannt, sondern beispielsweise schon durch die Untersuchungen von Head und Mackenzie.

Die bekannten Korrelationen zwischen der Funktion innerer Organe (besser: Systeme) und den elektrophysikalischen Parametern der Haut an bestimmten Punkten oder Arealen erlaubt bei entsprechender Geräteauslegung reproduzierbare Messungen und Aussagen.

Weitere Aussagen über die **Ursachen** eines auf diese Weise evtl. festgestellten gestörten Informationstransfers und das daraus resultierende therapeutische Konzept lassen sich dann – in einem zweiten Abschnitt des Untersuchungsganges – mit Hilfe des sogenannten

„Resonanztests" treffen. Hierbei handelt es sich um das physikalische Phänomen der Resonanzkoppelung zwischen den Oszillationsmustern von Medikamenten und den biologischen Systemen des Organismus.

Was die medizinische Systemdiagnostik – EAV **nicht** ist: Sie ist keine neue Methode zur Aufdeckung **morphologischer** Strukturveränderungen. Sie ist somit keinesfalls Alternative oder Konkurrenz exakter klinischer Untersuchung, der Laboranalytik, der Röntgendiagnostik, der Histologie oder der Endoskopie."[82]

Das Verfahren geht damit ausdrücklich von einer neuen Definition der Krankheit aus und betrachtet Krankheit unter dem Aspekt der Systemtheorie als Desintegration des Verhaltens der Subsysteme im System Mensch und unter dem Aspekt von Kybernetik und Nachrichten- und Kommunikationsforschung als Störung des Transinformationsflusses.

Mit dem Ziel eines **kausalen** therapeutischen Ansatzes sucht die medizinische Systemdiagnostik (im folgenden kurz EAV genannt) in ihrem diagnostischen Vorgehen die systemdesintegrierenden Faktoren bzw. – aus kybernetischer Sicht – die den Informationstransfer verfälschenden oder blockierenden Faktoren, also die „Störquellen", zu ermitteln.

Hierzu müßten zunächst alle wesentlichen (und derzeit bekannten und zugängigen) Subsysteme bzw. Regelkreiskomplexe des Organismus auf ihre korrekte Funktion hin überprüft werden. Folglich gilt das Interesse dem **dynamischen Systemverhalten** und nicht etwa dem statisch-morphologischen Zustand eines System- oder Subsystemteiles. Insofern muß sich das Vorgehen erheblich vom diagnostischen Vorgehen in der herkömmlichen Organmedizin unterscheiden und wird die herkömmliche Einteilung nach klinischen Diagnosen nur wenig berücksichtigen.

Da es sich beim Informationstransfer der Steuerungs- und Regelungsvorgänge immer – nur oder auch – um physikalische Phänomene handelt, wird auch die adäquate Untersuchungsmethode eine elektrophysikalische sein.

Die elektrophysikalischen Messungen werden an Hautpunkten oder -arealen durchgeführt, die durch ihre morphologische und bioelektrische Beschaffenheit als Fenster zur Beobachtung kybernetischer Prozeßabläufe und deren Störung dienen.

Tatsächlich wissen wir bereits seit etwa 100 Jahren – u.a. aus den Untersuchungen von Haed und Mackenzie –, daß bestimmte Hautzonen in reflektorischer Beziehung stehen zu inneren Organen, daß sie mit inneren Organen nerval gekoppelt sind, daß sich Störungen an inneren Organen an diesen Hautzonen bemerkbar machen können. Diese Gegebenheiten wurden und werden auch heute noch durch reflextherapeutische Maßnahmen genutzt.

Seit Jahrtausenden gehen die Chinesen von der Vorstellung aus, daß bestimmte Hautpunkte über Energieleitbahnen oder -kanäle untereinander und mit inneren Organen verbunden sind. Diese Vorstellung wird bekanntlich durch Einstechen von Nadeln in diese Punkte therapeutisch genutzt.

Mittlerweile haben wir akzeptiert, daß ein Therapiesystem, das sich bei ausgesprochenen Pragmatikern, wie den Chinesen, so lange erhalten konnte, eine gewisse Effizienz haben muß. Die Akupunktur wurde also auch bei uns als therapeutische Möglichkeit immerhin gelegentlich überprüft.

Schon in den 40er Jahren gelang es den französischen Forschern De la Fuye und Nibojet Akupunkturpunkte elektrophysikalisch nachzuweisen und exakt zu lokalisieren.

Bei einer systematischen Untersuchung der Haut (etwa mit einem Meßstrom von ca. 5–10 Mikroampere und einer Spannung von etwa 1 Volt) wurden besondere Bezirke von etwa 2–3 mm Durchmesser gefunden, die gegenüber ihrer Umgebung deutlich erhöhte Leitwerte aufwiesen (oder erniedrigten Widerstand; denn der Leitwert ist ja umgekehrt proportional zum Widerstand!).

Die Hautareale mit erhöhtem elektrischem Leitwert wurden „elektrisch vorzügliche Punkte" genannt. Diese Bezeichung – sie stammt m.W. von Maresch, Wien – ist vielleicht nicht sehr glücklich gewählt; denn mit „vorzüglich" verbinden wir im allgemeinen andere Vorstellungen. Der inzwischen übliche Ausdruck „elektrisch signifikante Punkte" erscheint sinnvoller. Auch die Bezeichnung „Punkte" ist sprachlich nicht korrekt; denn Punkte haben bekanntlich keine Ausdehnung, während die hier zur Untersuchung stehenden Areale etwa 2–3 mm Durchmesser aufweisen. Aber da diese Begriffe allgemeiner Sprachgebrauch sind, sollen sie vorläufig beibehalten werden.

Es hat sich gezeigt, daß diese „elektrisch signifikanten Punkte" zum Großteil identisch sind mit den in der klassischen chinesischen Akupunktur beschriebenen. Darüber hinaus wurden auch einige zusätzliche Punkte entdeckt.

Bereits 1959 wurde das besondere elektrische Verhalten der Akupunkturpunkte durch das Max-Planck-Institut für Biophysik in Frankfurt bestätigt. Damit waren also bereits die Akupunkturpunkte elektrophysikalisch definiert. Allerdings – so schreibt Prof. Mehlhardt[83] – bereitet „die wissenschaftliche Anerkennung physikalischer Forschungsergebnisse seitens der Medizin immer wieder Schwierigkeiten".

In jüngerer Zeit konnte Heine (Universität Herdecke) nachweisen – und zwar durch eine unübliche histologische Schnittführung –, daß es sich bei den Akupunkturpunkten anatomisch histologisch um Lükken in der Fascia corporis superficialis handelt, durch die hier Nerven und Gefäße treten, als leitfähigere Gebilde, womit dann auch der erhöhte gemessene elektrische Leitwert seine Erklärung findet.

Jedenfalls ist damit das sogenannte Punktphänomen auch anatomisch definiert, nämlich als Loch, was auch der Übersetzung aus dem Chinesischen entsprechen soll.

Nach den bisherigen Untersuchungen und den Vorstellungen der modernen Akupunkturlehre kann folgendes als gegeben angesehen werden:

Es existieren Punkte (richtiger: umschriebene Bezirke) in der Haut, die offensichtlich

1. mit inneren Organen reflektorisch oder durch Resonanzkopplung verbunden sind,
2. sich in ihrem elektrophysikalischen Verhalten von der Umgebung deutlich unterscheiden und
3. über die auf innere Organe und Systeme Einfluß genommen werden kann.

Als Ergänzung der beschriebenen Phänomene wäre noch anzuführen:

ad 1 (Koppelung bestimmter Hautbezirke mit inneren Organen): Nachgewiesen sind nervale Bezüge über das vegetative System (z.b. kutiviszerale Reflexe), denkbar und wahrscheinlich sind aber auch elektromagnetische Resonanzkoppelungen.
ad 2 Durch das deutlich unterschiedliche Leitwertverhalten sind die gesuchten Hautareale mit einem Suchgerät relativ leicht auffindbar.
ad 3 Die Möglichkeiten der Einflußnahme auf innere Organe und Systeme von der Körperoberfläche aus sind natürlich nicht nur auf Nadeln beschränkt. Andere Einflußmöglichkeiten sind durchaus denkbar.
Der erste Schritt zur **diagnostischen** Nutzung dieser Areale war die Entdeckung von Walter Schmidt, der in systematischen Untersuchungen typische Veränderungen des elektrischen Widerstandsverhaltens an Meridianpunkten in Übereinstimmung mit der klinischen Diagnose feststellte. Weitere, umfangreiche Untersuchungen wurden dann von Voll[84] durchgeführt.
Das Ergebnis war: Von der Norm abweichendes elektrophysikalisches Verhalten an bestimmten Hautzonen (Akupunkturpunkten) läßt auf Störung an den zugehörigen Organen oder Organabschnitten schließen und ist somit geeignet, diagnostische Hinweise zu liefern.
Voraussetzung für reproduzierbare und aussagekräftige Meßergebnisse, insbesonders für das wohl aussagefähigste Phänomen, die „*Meßwertinstabilität*" (auch als „*Zeigerabfall*" bezeichnet), scheint die präzise Einhaltung der von Voll und Werner vorgegebenen Daten für die Geräteauslegung zu sein.
Wenn auch aus systemtheoretischen und biokybernetischen Erwägungen nicht zu erwarten, besteht die theoretische Möglichkeit, daß es sich bei dem Meßwertverhalten der einzelnen Punkte um ein rein stochastisches handelt, d.h. rein zufällige Werte ohne irgendeine Aussagekraft. Eine wissenschaftliche Auseinandersetzung wird diese Möglichkeit prüfen, aber nicht von vornherein als gegeben annehmen (und die Versuchsanordnung nicht so einrichten, daß die Ergebnisse die Erwartungen erfüllen).[85]
Eine stochastische Verteilung stellt sich graphisch in der Gaußschen Glockenkurve dar. Umfangreiche statistische Auswertungen von computergespeicherten Meßwerten durch Popp und Rossmann[86]

haben jedoch sowohl eine signifikante Abweichung von der Gaußschen Glockenkurve ergeben, wie auch einen deutlichen Unterschied in der statistischen Meßwertverteilung zwischen Kranken und Gesunden.

Zwar mag eine spezifische Korrelation zwischen den angegebenen Meßpunkten der Haut und bestimmten Regelsystemen theoretisch durchaus gegeben sein und auch eine völlige oder teilweise Übereinstimmung mit dem chinesischen Akupunktursystem möglich erscheinen, die exakte Zuordnung konnte jedoch nur durch umfangreiche empirische Untersuchungen erfolgen.[87]

Das gleiche gilt für die Interpretation der Meßwerte nach erfolgter Übersichtsmessung. Hierbei muß die Abweichung von den empirisch ermittelten Normal- und Idealwerten, die Instabilität wie auch die Relation der Meßwerte untereinander berücksichtigt werden.

Der eigentliche Anspruch der medizinischen Systemdiagnostik – EAV das derzeit komplexeste medizinische Diagnoseverfahren zu repräsentieren, resultiert aus den Vorgängen des zweiten Teils der Untersuchung, dem sogenannten *„Resonanztest"*.

Nach unserem von der klassischen Mechanik geprägten physikalischen und auch chemischen Verständnis müssen wir, um Wirkung auszuüben auf einen Gegenstand oder um Einfluß zu nehmen auf ein System, mit ihm in materiellen Kontakt treten. Die Gesetzmäßigkeiten hierfür werden bekanntlich in der klassischen Mechanik beschrieben. Danach müssen wir auch, um eine Fernwirkung zu erzielen, die Distanz mit Hilfe bewegter Materie zu überbrücken suchen. Um beispielsweise die Fensterscheibe am Haus des Nachbarn einzuwerfen, ist für diese Fernwirkung die gezielte Bewegung eines Stükkes Materie von einem Ort zum anderen erforderlich. Auch diese Gesetzmäßigkeiten werden in der von Newton begründeten klassischen Mechanik beschrieben. Fernwirkungen ohne materielle Einflußnahme wurden – und werden zu Teil auch heute noch – als Magie bezeichnet.

Eine Sonderstellung schien lediglich dem Licht zuzukommen. Aber auch die Fernwirkung des Lichtes wurde von Newton als Emission schnellfliegender kleinster Teilchen erklärt. Mit diesem mechanischen Modell wurde immerhin die ganze Optik entwickelt. Die Korpuskeltheorie des Lichtes war gültige Lehrmeinung bis zum Beginn des 19. Jahrhunderts. Dann zeigte sich, daß verschiedene Erschein-ungen wie die Interferenz-, Beuge- und Polarisationserscheinungen so nicht zu erklären waren. Die Korpuskelauffassung mußte verworfen werden. Fresnel konnte die Wellennatur des Lichtes nachweisen.

Die anfängliche Theorie des schwingenden Äthers, also einer besonderen Form der Materie, wurde allmählich ersetzt durch die Vorstellung des elektromagnetischen Feldes. Licht wurde als Teil einer neuen Energieform, nämlich der Schwingung oder Oszillation des elektromagnetischen **immateriellen Feldes** erkannt.[88]

Die im folgenden nochmals zitierten klaren und verständlichen Formulierungen Rupert Sheldrakes[89] sollen die Bedeutung und die tatsächlichen praktischen Möglichkeiten von Feldern bewußt machen: „Felder sind nichtmaterielle Einflußzonen physikalischer Größen" und „Felder sind das Medium von Fernwirkungen; über Felder können Dinge aufeinander einwirken, ohne in direktem materiellen Kontakt miteinander zu stehen". Weiter: „Die Felder sind von unbesteitbarer physikalischer Wirklichkeit..." und „Felder haben etwas Kontinuierliches und Ganzheitliches".

Wie wir uns erinnern, sind die derzeit bekannten, oder allgemein akzeptierten Felder 1. das Gravitationsfeld, nach Einstein identisch mit der Raumzeit, 2. das elektromagnetische Feld sowie 3. die Quantenfelder oder Materiefelder.

Halten wir also fürs erste fest: **Fernwirkungen sind offensichtlich auch ohne unmittelbaren materiellen Kontakt zu erzielen über Felder, zum Beispiel über das elektromagnetische Feld.**

Zur Erklärung eines auf den ersten Blick so obskur anmutenden Phänomens wie des Medikamententests der EAV benötigen wir noch einige weitere physikalische Begriffe aus der klassischen Physik und aus der modernen Quantenphysik.

Es stellt sich zunächst die ganz allgemeine physikalische Frage, wie eine solche immaterielle Fernwirkung durch Felder überhaupt erfolgt.

Die knappe Antwort lautet: immer durch *Resonanzkoppelung!* Die folgenden Ausführungen greifen zum Teil auf eine frühere Veröffentlichung mit dem Titel „Resonanzphänomene – Erklärung des sogenannten Medikamententests"[90] zurück.

Das seinerzeit zur Einleitung gewählte Goethe-Zitat soll auch an dieser Stelle nochmals in Erinnerung gerufen werden; denn es zeigt in seiner brillanten Form die wesentliche Voraussetzung für das Auftreten von Resonanzphänomenen, nämlich die Gleichartigkeit der zu koppelnden Systeme. Goethe schreibt in der „Farbenlehre": „Wär' nicht das Auge sonnenhaft, wie könnten wir das Licht erblicken?" Resonanz, von lat. resonare = zurücktönen, widerhallen, ist primär also ein akustischer Begriff. Voraussetzung für das Auftreten eines Resonanzphänomens ist die Existenz eines Mediums bzw. eines Feldes zur Übertragung der Fernwirkung. Bei den akustischen Resonanzphänomenen ist dieses Medium meist die Luft, bei den elektromagnetischen Phänomenen eben das elektromagnetische Feld. In der Elektrotechnik versteht man unter Resonanz das Mitschwingen eines Schwingungskreises mit einem erregenden Sender.

Voraussetzung hierfür ist neben der Existenz des für die Fernwirkung verantwortlichen elektromagnetischen Feldes, daß die durch Kapazität und Induktivität bestimmte Eigenfrequenz der Schwingungskreise übereinstimmt (in völliger Analogie zu den aus der Akustik ja allgemein bekannten Phänomenen). Beim Rundfunkempfang z.B. wird die Resonanz zum Abstimmen eines Empfängers auf einen Sender ausgenutzt. Allgemein physikalisch ausgedrückt ist Resonanz das Mitschwingen von Systemen (mit schwach gedämpften Eigenschwingungen), wenn sie durch relativ schwache äußere Kräfte erregt werden, wobei die Frequenz der Eigenfrequenz des Systems gleich oder sehr ähnlich sein muß. Die Übereinstimmung oder Abgestimmtheit der Schwingungskreise oder Systeme ist also Voraussetzung für das Auftreten von Resonanzphänomenen. „Wär' nicht das Auge . . . !" Also ohne Resonanzkopplung keine Wahrnehmung.

Im Gegensatz zu der vorhin erwähnten Fern- oder Signalwirkung mit Hilfe eines Steines brauchen wir für eine immaterielle Übertragung von Signalen lediglich ein schwingendes System (Sender, Oszillator), das mitschwingende ubiquitäre Feld und ein anderes schwingungsfähiges System (den Resonator).

Daß diese universellen physikalischen Prinzipien auch im menschlichen Organismus gültig sind, muß nicht gesondert betont werden. Wenn wir nun die Erkenntnisse aus der im vorigen Kapitel dargelegten energetischen Signalemission von Substanzen mit dem im ersten Teil des Buches dargelegten kybernetischen Krankheitsaspekt (gestörte Regelungsprozesse, gestörter Informationstransfer) kombinieren, wird verständlich, wie beispielsweise Medikamentensignale oder Allergensignale auf den menschlichen Organismus nicht nur übertragbar sind, sondern auch das Regulationsverhalten – wenn passend – erheblich beeinflussen können.

Das Phänomen der immateriellen Signal- oder Informationsübertragung – mit andern Worten: der Fernwirkung – über elektromagnetische Feldoszillation ist ein aus der Technik ganz geläufiger Vorgang und hat nichts magisches oder mysteriöses an sich. Ein ungewohnter Gedanke ist nur, daß Medikamente, ja Substanzen aller Art, als Oszillatoren wirken.

Die Entstehung elektromagnetischer Signale war in Kapitel 3 ausführlich beschrieben worden. Deshalb sei hier nur eine kurze Zusammenfassung angeführt: Ausgang elektromagnetischer Oszillation ist gewöhnlich ein Schwingungskreis, ein Dipol. Die besondere Eigenschaft von Dipolen ist, daß sich bei höherer Frequenz elektrische Teilfelder vom Leiter ablösen können, sozusagen abnabeln und in den Raum wandern. Schwingende Dipole senden also elektromagnetische Signale aus.

Oder vereinfacher ausgedrückt: Bewegungen elektrischer Ladung verändern oder „stören" das umgebende Feld, wobei diese Störung als elektromagnetische Welle weitergetragen wird.

Moleküle bestehen aus dynamischen Strukturen elektrisch geladener Teilchen (wenn man dem gewohnten Teilchenaspekt den Vorzug geben will). Jedes Molekül besteht aus einem ganzen Komplex sich bewegender elektrischer Ladungen mit daraus resultierenden Feldoszillationen. Durch räumlich-zeitliche Überlagerung (Interferenz) mehrerer solcher Signale entstehen neue spezifische Schwingungsmuster, typisch für gerade diese Oszillatoren,[91] also molekül- oder substanztypisch.

Die quantenmechanischen Eigenschaften von Molekülen für deren Analyse zu nutzen, ist m.W. technisch noch nicht möglich, die Signale liegen unterhalb der Rauschgrenze.

Die Tatsache aber, daß Molekülsignale mit technischen Geräten (noch) nicht aus dem thermischen Rauschen zu selektieren sind, spricht nicht gegen die Möglichkeit, daß biologische Systeme derartige ultraschwache Signale empfangen und selektieren können. Daß biologische Systeme u.U. auf ein einziges Photon reagieren können, ist durch neuere Forschung außerordentlich wahrscheinlich.

Es geht also nur darum, wie und in welche technisch **meßbaren** Signale die ultraschwachen Strahlungen von Molekülen und biologischen Systemen umgewandelt werden können *(Signalwandlerprinzip)*.

Von unserem medizinischen Paradigma her und durch die Gewichtung von Chemie, Biochemie und Pharmakologie in unserer Ausbildung sind wir der festen Überzeugung, daß alle Medikamentenwirkung auf chemischen Vorgängen beruht – oder dem berühmten Plazeboeffekt.

Die unbestreitbare und wohl auch unbestrittene Wirkung von Suggestion und Hypnose, durch Übermittlung also von Signalen, Nachrichten, Informationen, müßte eigentlich die Vermutung nahelegen, daß auch andere Mechanismen als die pharmakologisch-chemischen wirksam sein müssen.

Bezieht man nun die Erkenntnisse aus Kybernetik, Quantentheorie und Chaosforschung, aus der Erforschung dissipativer und autopoetischer Strukturen in seine Vorstellungen über Wirkmechanismen im menschlichen Organismus mit ein, erscheint die Wirkung (fast) beliebig kleiner Faktoren infolge der jedem biologischen System eigenen Rückkoppelungsvorgänge durchaus im Bereich der Wahrscheinlichkeit. Entscheidend bei diesem Wirkungsmodus ist nicht mehr die Quantität – beispielsweise die Zahl der Moleküle *(Massenwirkungsgesetz)* oder die Stärke des Signals – sondern lediglich die Qualität. Das Signal – besser: die Information – muß systemadäquat sein, muß „passen".

Wie schon erwähnt, wurde die Konsequenz der physikalischen, insbesonders der quantenmechanischen Gegebenheiten noch erstaunlich wenig zur Kenntnis genommen; nämlich daß jedes Medikament grundsätzlich zwei Wirkaspekte hat, die chemisch-materielle und die energetisch-informatorische Wirkung. Allerdings ist bei den üblichen, sogenannten „starkwirkenden" Medikamenten der energetisch-informatielle Wirkanteil gegenüber dem chemisch-materiellen zu vernachlässigen.[92]

An die prinzipielle Möglichkeit oder den technischen Kunstgriff, den informatorischen Wirkungsanteil zu verstärken, soll hier nur kurz erinnert werden: den homöopathischen Dynamisierungsprozeß. Über die in der neueren Forschung festgestellte Speicherfähigkeit von Wasser für elektromagnetische Schwingungsmuster (und damit auch die von Medikamenten, Schadstoffen oder Krankheitsprodukten ausgehenden typischen Oszillationsmuster) wurde im vorangehenden Kapitel ausführlich berichtet. Die Wirkung hochverdünnter Substanzen ist unter diesem Aspekt nachvollziehbar.

Was geschieht aber mit den auch von Medikamenten ausgehenden, über das Feld übertragenen energetischen Oszillationsmustern in unserem Organismus? Wie werden sie wahrgenommen?

Der menschliche Organismus wurde bereits als ein Komplex schwingender – oszillierender – Systeme beschrieben, die über das elektromagnetische Feld in Wechselwirkung untereinander und mit ihrer Umgebung stehen. Dabei ermöglicht die aus der „Supraleitung" resultierende hohe Resonatorgüte bzw. die im Kapitel über die Quantenmechanik – „Verstärkertheorie des Organismus[93]" – erwähnte besondere Eigenschaft des Organismus eine Resonanzkoppelung sogar bei ultraschwachen elektromagnetischen Signalen unterhalb der Rauschgrenze.

Auch der Kohärenzgrad scheint bei Signalen mit so niedriger Feldstärke (also ultraschwachen Signalen) von ausschlaggebender Bedeutung zu sein.[94]

Wie kann nun das tatsächliche Auftreten einer Resonanzkoppelung in den biologischen Systemen auch registriert werden?

Offensichtlich ändern zu physiologischer Resonanz angeregte Systeme augenblicklich auch andere, gröbere, von der Norm abweichende physikalische Parameter, wie z.B. das Widerstandsverhalten gegenüber elektrischen Strömen.

Und diese Verhaltensänderung des elektrischen Leitwerts wird bei der EAV registriert.

Die biologischen Systeme des menschlichen Organismus werden somit als Biosensoren und Signalwandler genutzt.

Die im EAV-Test meßbare plötzliche Veränderung elektrophysikalischer Parameter von Geweben nach Kontaktierung der Versuchsperson mit bestimmten Medikamenten (auch über einen elektrischen

Leiter) ist plausibel erklärbar durch das Auftreten einer Resonanzkoppelung zwischen Medikament und oszillierenden Systemen des menschlichen (oder tierischen) Organismus.

Das Auftreten eines Resonanzphänomens ist immer ein Zeichen der Übereinstimmung schwingender Systeme und deren Oszillationsmuster.

Somit können aus dem Auftreten von Resonanzphänomenen bei Bekanntheit *eines* Systems Rückschlüsse gezogen werden auf die Beschaffenheit des *anderen*.

Wir haben praktisch das umgekehrte Verfahren wie beim Radioempfang, wo der Schwingungskreis des Empfangsgerätes auf eine bestimmte Frequenz des Senders abgestimmt wird. Beim EAV-Test werden die Schwingungsmuster der Sender (sprich: Medikamente) solange nach dem Prinzip *trial and error* geändert, bis eine Resonanzkoppelung beobachtet werden kann.

Vereinfacht ausgedrückt: **Resonanzphänomene ermöglichen die Diagnostik im energetisch-informatiellen Bereich der Steuerungsebene des Organismus.**

Nun ist die Entwicklung unserer modernen Medizin gerade auch durch die Diskrepanz zwischen den diagnostischen Möglichkeiten[95] und den eventuell daraus resultierenden kausaltherapuetischen Konsequenzen gekennzeichnet. Auf die entsprechende Forderung des Verzichts auf eine unsinnig gewordene Diagnostik (Anschütz) wurde am Ende des ersten Teils dieses Buches eingegangen.

Es besteht also keinerlei Bedarf an weiteren diagnostischen Möglichkeiten in unserer Medizin, wenn nicht daraus auch entsprechende **therapeutische Konsequenzen** resultieren!

Die meßbare Normalisierung gestörten elektrophysikalischen Verhaltens bei bloßer Kontaktierung mit einem Medikament legt nahe, daß die wiederholte Inkorporierung dieses Medikaments einen nachhaltigen therapeutischen Effekt bewirkt.

Diagnostika und Therapeutika wären hier also identisch.

Substanzen, deren Signalemissionen während des Meßvorgangs Einfluß haben auf gestörte Regelsysteme des Organismus, werden notwendigerweise bei anhaltender oder laufender Kontaktierung, z.B. durch orale oder parenterale Zufuhr, das Systemverhalten dauerhaft in Richtung Norm korrigieren.

Als Wirkmechanismen sind dabei denkbar: Verbesserung des Kohärenzgrades im oszillatorischen Verhalten von Geweben, Zellmembranen bis hin zu den subtilen Strukturen der DNS, elektromagnetisch-chemische Entkoppelung von Toxinbindungen, Löschung pathologischer Muster durch destruktive Inerferenz etc.[96]

Der sogenannte Medikamententest der EAV ist zwar in das noch gültige morphologisch-biochemische Paradigma der Medizin nicht einzuordnen. Nach der notwendigen Übernahme moderner physikalischer Erkenntnisse aber in ein erweitertes wissenschaftliches Spektrum der Medizin ist der Medikamenten- oder Resonanztest ein durchaus plausibles Phänomen.

Sollten die klinisch-empirischen Untersuchungen das theoretische Konzept bestätigen, dann sind die Auswirkungen auf unsere Medizin noch gar nicht absehbar; denn natürlich sind unter diesem Grundprinzip auch noch andere technische Realisierungen denkbar.

Nachwort

Wer das Vorwort des Physikers Prof. Hans-Peter Dürr aufmerksam gelesen hat, wird feststellen, daß das darin vorgestellte Modell einer neuen Physik, ja einer neuen naturwissenschaftlichen Sicht, in seinen vielfältigen Konsequenzen für eine neue Medizin in diesem Buch noch keineswegs erschöpfend ausgelotet wurde. Doch besteht m.E. ein so großer Nachholbedarf in der Medizin, daß bereits die hier dargestellten Modelle bis zum Erscheinen weiterer Publikationen genügend Stoff zur Diskussion und wissenschaftlichen Überprüfung liefern.

So stark das Interesse an der Vermeidung oder zumindest Verzögerung eines Paradigmawechsels in der Medizin da und dort auch sein mag, auf Dauer – und länger als ein Jahrhundert – läßt sich die naturwissenschaftliche (und mathematische) Evolution nicht ignorieren.

Ich möchte dieses Buch mit der optimistischen Äußerung eines US-Amerikaners schließen: „Die zweite wissenschaftliche Revolution hat endlich auch die Medizin erfaßt und beginnt sie aufzurütteln. Wir dürfen hoffen, daß sie uns etwas bringen wird, was wir noch nie besaßen, ein medizinisches Modell, das für das Studium lebender Phänomene auch wirklich tauglich ist." (Larry Dossey)[97]

Fußnoten

[1] Bohm, David und Peat, F. David: Das neue Weltbild; Goldmann Verlag München 1990

[2] Popper, Karl R.: The Logic of Scientific Discovery; dt. Übersetzung: Logik der Forschung; Mohr Verlag Tübingen 1971

[3] Capra, Fritjof: Wendezeit; Scherz Verlag München 1983

[4] Dürr, Hans-Peter: Das Netz des Physikers; Hanser Verlag 1988

[5] Kuhn, Thomas S.: Die Struktur wissenschaftlicher Revolutionen; Suhrkamp 1976

[6] zit. aus Kuhn: s.o.

[7] vgl. hierzu: Jantsch, Erich: Die Selbstorganisation des Universums; dtv wissenschaft, 4. Aufl. 1988

[8] Foss, L. and Rothenberg, K.: The Second Medical Revolution; New Science Library Shambhala, Boston/London 1987

[9] Vester, Frederic: Neuland des Denkens; dtv 1984

[10] Theoret. Physik, Liverpool, Nobelpreisträger, zit. nach F. A. Popp: Neue Horizonte in der Medizin; Haug Verlag Heidelberg 1983

[11] Popp, F. A.: Biophotonen; Schriftr. Krebsgeschehen Band 6; Verlag für Medizin Dr. E. Fischer Heidelberg, 2., verb. u. erw. Aufl. 1984, und Popp, F. A.: Neue Horizonte in der Medizin; s.o.

[12] s. auch König, Herbert, L.: Unsichtbare Umwelt – Der Mensch im Spielfeld elektromagnetischer Feldkräfte. Eigenverlag München, 5. Aufl. 1986

[13] Karweina, G.: Der sechste Sinn der Tiere; Stern Verlag 1982

[14] Schmidt-Koenig, K.: Mannheimer Forum 77/78, Boehringer Mannheim und Karweina, G.: Der sechste Sinn der Tiere; Stern Verlag 1982

[15] Karweina, G.: s.o.

[16] Sheldrake, Rupert: Das Gedächtnis der Natur, Scherz Verlag München 1990

[17] Auf die Bedeutung dieser Dämpfung wird später unter dem Begriff „Resonatorgüte" noch eingegegangen werden

[18] Davies, Paul: Mehrfachwelten – Entdeckungen der Quantenphysik; Eugen Diederichs Verlag 1981

[19] Vester, Frederic: Neuland des Denkens; dtv 1984

[20] „Die richtig übertragene Information wird (nachrichtentechnisch) als Transinformation bezeichnet" (Meyer-Eppler) nach Flechtner, H.-J.: Grundbegriffe der Kybernetik; dtv 1984

[21] König, Herbert L.: Unsichtbare Umwelt – Der Mensch im Spielfeld elektromagnetischer Feldkräfte. Eigenverlag München, 5. Auflage 1986

[22] Hanzl, G. S. 1988

[23] Bergsmann, Hopfer, Perger, Fleischhacker, Kellner, Pischinger etc. (Wiener Schule); Dt. Med. Arbeitsgem. f. Herd- u. Regulationsforschung, Köln (DAH)

[24] Beisch, K.: Akupunktur – Theorie u. Praxis; ML Verlag 1/79; Beisch, K.: Ärztezeitschrift f. Naturheilverfahren; ML Verlag 9/82; Beisch, K. u. Bloess, D.: Ein Wirksamkeitsnachweis hom. Med. am Beispiel der Nosoden; ML Verlag 1979; Beisch, K.: Panta – Zeitschr. f. biometr. Systemdiagnostik; Haug Verlag 1/91

[25] Peat, F. David: Synchronizität; Scherz Verlag München 1991

[26] Flechtner, Hans-Joachim: Grundbegriffe der Kybernetik; dtv Wissenschaft 1984

[27] Vester, Frederic: Neuland des Denkens; dtv 1984

[28] Maturana, Humberto R. u. Varela, Francisco J.: Der Baum der Erkenntnis; Scherz Verlag München 1987

[29] Jantsch, Erich: Die Selbstorganisation des Universums; dtv Wissenschaft 1982

[30] Dem steht nicht entgegen, daß von manchen Autoren weitere, nicht-kausale Beziehungen von Ereignissen als denkbar oder wahrscheinlich angesehen werden. So die von D. Peat als das „sinnvolle Zusammentreffen kausal nicht verbundener Geschehnisse" bezeichnete sogen. „Synchronizität"

[31] Peat, F. David: Synchronizität; Scherz Verlag München 1991

[32] Das wörtliche Zitat lautet . . . „ daß der Flügelschlag eines Schmetterlings in Brasilien einen Tornado in Texas auslöst" und stammt von Edward Lorenz 1979

[33] von Weizsäcker, Carl Friedrich: Aufbau der Physik; dtv 1988

[34] Dürr, Hans-Peter: Das Netz des Physikers; Hanser Verlag 1988

[35] von Weizsäcker, Carl Friedrich: Aufbau der Physik, dtv 1988

[36] de Broglie, L.: Licht und Materie; H. Goverts Verlag Hamburg 1939

[37] Pietschmann H.: Das Ende des naturwissenschaftlichen Zeitalters; P. Zsolnay Verlag Wien/Hamburg 1980

[38] Sheldrake, Rupert: Das Gedächtnis der Natur; Scherz Verlag München 1990

[39] Capra, Fritjof: Der kosmische Reigen; O. W. Barth Verlag 1982

[40] Talbot, Michael: Das holographische Universum; Droemer Knaur 1992

[41] Dürr, Hans-Peter: Das Netz des Physikers; Hanser Verlag 1988

[42] Jordan, Pascual: Zur Verstärkertheorie der Organismen; Die Naturwissenschaften 26/33

[43] Herbert, Nick: Quantenrealität; Goldmann 1990

[44] Davies, Paul: Die Urkraft – Auf der Suche nach einer einheitlichen Theorie der Natur; dtv Sachbuch 1990

[45] zitiert aus Talbot, M.: Das holographische Universum; Droemer Knaur 1992

[45a] 1) Das holographische Weltbild, Herausgeber Ken Wilber; Scherz Verlag 1986
2) Das holographische Universum von Michael Talbot; Droemer Knaur 1992
3) Der Geist im Atom, Herausgeber P. C. W. Davies u. J. R. Brown; Birkhäuser Verlag 1988

[46] Marilyn Ferguson in: „Wirklichkeit und Wandel"; aus: Wilber, Ken: Das holographische Weltbild; Scherz Verlag 1986

[47] Die eigentlich passendere angelsächsische Bezeichnung „*Feigenbaum-tree*" ist aus phonetischen Gründen nicht ins Deutsche übertragbar

[48] Peitgen, H.-O., Richter, P. H.: The Beauty of Fractals, Springer Verlag 1986

[49] Gleick, J.: Chaos; Droemer Knaur 1988

[50] z.B. von Skrabanek, P. u. McCormick, J.: Torheiten und Trugschlüsse in der Medizin, Verlag Kirchheim Mainz 1991: „Die Placebo-Reaktion ist ein komplexes und noch wenig erforschtes Phänomen. Der Placebo-Effekt trägt zu jedem therapeutischen Erfolg bei . . ."

[51] Borchers, H. G.: Natur-Medizin 36/638

[52] Nicht berücksichtigt ist dabei die diskutierte mögliche Existenz der als „*Synchronizität*" bezeichneten Beziehung zwischen zwar sinnvoll aber nicht kausal verbundenen Geschehnissen oder Zusammenhängen (C. G. Jung, F. D. Peat)

[53] Anschütz, Prof. Dr. F.: Verzicht auf Diagnose; Medical Tribune 9/36 (1993)

[54] Flechtner, Hans-Joachim: Grundbegriffe der Kybernetik; dtv Wissenschaft 1984

[55] Ludwig, Dr. rer. nat. W., Institut f. Biophysik Bad Horb; Hufeland-Journal 6/1 (1991)

[56] Zellen selbst können nur mit einer Frequenz etwa unter 1000 Hz direkt angeregt werden

[57] Giger, A. in „Chaos als stabiler Faktor" in: Bionik; WWF Deutschland Pro Futura Verlag 1991

[58] Die strenge Unterscheidung zwischen *Steuern* und *Regeln* gilt für den deutschen Sprachgebrauch. Gewisse Probleme bestehen bei der Übertragung ins Englische, da dort für beide Begriffe nur das Wort *control* existiert

[59] Flechtner, H.-J.: Grundbegriffe der Kybernetik; dtv Wissenschaft 1984

[60] Eine aus systematisch-didaktischen Gründen hier nicht ausführlicher zu diskutierende Sonderform der Regelung ist die *Anpassung*. Der Soll-Wert wird hier nicht von außen festgelegt, sondern stellt sich selbst als Gleichgewichtszustand zwischen System und Umwelt ein – „*Homöostase*" (W. Cannon)

[61] In diesem Sinne etwa waren meines Wissens auch die Forderungen Flemings, des Erfinders des Penicillins

[62] Auerswald, W. u. König, G. u. K.: Ist Akupunktur eine Naturwissenschaft? Verlag Maudrich Wien 1982

[63] Schuldt, H.: Kraftfeldverdichtungen in biologischen Systemen; Akupunktur 4/1975 ML Verlag Uelzen

[64] Popp, F. A.: „Zur Situation der Akupunktur" in: Allgem. u. spez. Akupunktur; Mediscript Verlag München 1983 u. Dtsch. Zeitschr. f. Akupunktur 2/1978 u. 5/1979

[65] Beisch, K. u. Bloess, D.: Ein Wirksamkeitsnachweis homöop. Mittel am Beispiel der Nosoden; ML Verlag Uelzen 1979
Beisch, K.: Panta – Zeitschr. f. biometr. Systemdiagnostik; Haug Verlag Heidelberg 1/1991
Beisch, K.: Systemdenken in Medizin und Zahnheilkunde; Phillip Journal 12/1992 Verlag Neuer Merkur München

[66] Buchheit, H.J.: Die Funktion der Milz in der abendländischen und in der chinesischen Medizin; Panta 1 u. 2/1992 Haug Verlag Heidelberg
Buchheit, H. J.: Die Funktion der Niere in der abendländischen und in der chinesischen Medizin; Panta 2/1994 Haug Verlag Heidelberg

[67] Lang, W.: Akupunktur und Nervensystem – Eine Studie zur Wirkungsweise der Akupunktur; Haug Verlag 1976
Mehlhardt, W.: Elektrophysikalische Grundkenntnisse der Akupunktur; Akupunktur Heft 2/1975 ML Verlag Uelzen

[68] Man könnte allenfalls darüber diskutieren, ob in strömenden Gewässern so etwas wie homöopathische Potenzierungen entstehen können

[69] „Ähnliches" bedeutet hier: die gewählte Substanz würde in konzentrierter Form als Vergiftungsbild ähnliche Symptome verursachen, wie die momentanen Symptome der zu behandelnden Erkrankung

[70] VGM Verlag Essen 1986

[71] Ultra High Dilution – Physiology and Physics, edited by Endler and Schulte; Kluwer Academic Publishers 1994

[72] s. Gutmann, Prof. Dr. V., Institut f. anorgan. Chemie der TU Wien, „Wissenschaftliche Grundlagen des Wassers als Informationsträger" in: Engler, I. (Hrsg.): Wasser; Sommer Verlag 1989

[73] In: Engler, I. (Hrsg.): Wasser, Sommer Verlag 1989

[74] Gawlik, Dr. Willibald: Persönliche Mitteilung

[75] Hock, N. u. Garner, C.: Chaostheorie und Homöopathie; Panta 5/1 (1994), Haug Verlag Heidelberg

[76] Brügemann, H. (Hrsg.): Bioresonanz- und Multiresonanz-Therapie – Eine Dokumentation zu Theorie und Praxis; Haug Verlag Heidelberg 1990

[77] Der Begriff „Photon" repräsentiert bekanntlich den einen der beiden quantenmechanischen Aspekte, nach dem elektromagnetische Strahlung nicht nur als *Kontinuum* Welle, sondern auch als (lokalisierbares) *Teilchen (Quant)* aufgefaßt werden kann. Dieser Doppelaspekt gilt in gleicher Weise für die „Teilchen" der Materie

[78] Nach Popp findet auch das partialdruckunabhängige, rätselhafte (was deren Aktivität oder Inaktivität betrifft) Verhalten von Enzymen in der Zelle seine Erklärung in einem vom System ausgehenden elektromagnetischen Signal. („Licht aus der Zelle")

[79] Popp, F. A.: Recent advances in biophotons research and its application; World Scientific 1992 und Neue Horizonte in der Medizin. Karl F. Haug Verlag Heidelberg 1987

[80] Störquellen liefern zum transportierten Signal zusätzliche Signale, die die Nachrichtensignale verändern, überschatten oder auslöschen. (Flechtner)

[81] Im Biocom-Gerät der Fa. Brüggemann z.b. ist dies gelöst durch Absorbtion der **physiologischen** Schwingungsmuster mit Hilfe des sogenannten *Seperators* (eines „Molekular-Saugkreises"). Die somit in diesem Schaltweg nur noch vorhandenen pathologischen Muster können dann der Invertierung zugeführt werden.

[82] Internationale medizinische Gesellschaft für Elektroakupunktur nach Voll

[83] Mehlhardt, W.: Elektrophysikalische Grundkenntnisse der Akupunkturpunkte; Akupunktur – Theorie und Praxis 2/1975, ML Verlag Uelzen

[84] Dr. Reinhold Voll, 1909-1989, im ersten Beruf Architekt, durch eigene schwere Krankheit zum Medizinstudium veranlaßt, nach dem Medizinstudium zunächst Betätigung als Anatom, dann als Allgemeinarzt, während der letzten Jahrzehnte Forschung auf dem Gebiet der EAV

[85] Was gelegentlich selbst in Hochschulinstituten vorkommen soll

[86] Rossmann, H.: Einführung in die Elektroakupunktur, Modellstudiengang „Münchner Modell" d. Uni München 90/91 Selbstverlag
Rossmann, H.: Statistische Auswertung von EAV-Messungen; Biologische Medizin 4/1985

[87] Eine sorgfältige Registrierung und Kartographierung findet sich bei. Ruf, I.: Atlas der Elektroakupunktur nach Voll; ML Verlag 1986

[88] Der Leser erinnert sich vielleicht, daß dies bereits im ersten Teil des Buches dargelegt wurde. Die gelegentlichen Rekapitulationen einiger Abschnitte sollen die Lektüre etwas vereinfachen und das lästige Nachschlagen ersparen

[89] Sheldrake, R.: Das Gedächtnis der Natur; Scherz Verlag 1990

[90] Hanzl, G. S. in: Panta – Zeitschr. f. Biometr. Systemdiagnostik; Haug Verlag Heidelberg Heft 1/1993

[91] Fourier-Synthese/Fourier-Analyse

[92] Diese Beziehung wurde im Kapitel „Homöopathie-Isotherapie" auch graphisch darzustellen versucht

[93] Jordan, P.: Die Quantenmechanik und die Grundprobleme der Biologie und Psychologie; „Die Naturwissenschaften" 45/1932
Jordan, P.: Die Verstärkertheorie des Organismus; „Die Naturwissenschaften" 33/1938

[94] Nach Popp ist der Kohärenzverlust der elektromagnetischen Signale ein wesentlicher Aspekt der Systemdesintegration bei Erkrankungen

[95] Die Fragwürdigkeit des Begriffs „Diagnose" in unserer derzeitigen Medizin wurde schon ausführlich erörtert

[96] Ein Modell möglicher Wirkmechanismen wurde auch schon im Kapitel Bioresonanztherapie vorgeschlagen

[97] Dossey, L.: Space, Time and Medicine; deutsche Übers.: Die Medizin von Raum und Zeit; rororo transformation 1987. Shambhala Publ. Boulder Col. 1982

Abbildungsnachweise:

Abb. 4:	Entnommen aus: Fuchs, Walter R., Knaurs Buch der modernen Physik. © 1971 Droemer Knaur Verlag München, S. 63 *(mit freundlicher Genehmigung des Verlages)*
Abb. 5:	Entnommen aus: Fuchs, Walter R., Knaurs Buch der modernen Physik. © 1971 Droemer Knaur Verlag, München, S. 64 *(mit freundlicher Genehmigung des Verlages)*
Abb. 6:	Entnommen aus: Fuchs, Walter R., Knaurs Buch der modernen Physik. © 1971 Droemer Knaur Verlag, München, S. 66 u. 67 *(mit freundlicher Genehmigung des Verlages)*
Abb. 12a:	Entnommen aus: Popp, F. A., „Licht aus der Zelle". in: Brügemann, Hans (Hrsg.), Diagnose und Therapieverfahren im ultrafeinen Bioenergie-Bereich. 2. Aufl. Haug Verlag Heidelberg 1985
Abb. 12b:	Lüscher, E. (Hrsg.), Physik, gestern – heute – morgen. Heinz-Moos-Verlag 1971 *(mit freundlicher Genehmigung des Verlages)*
Abb. 12c:	Entnommen aus: *siehe Abb. 12a*
Abb. 21 u. 22:	Entnommen aus: Briggs, John/Peat, F. David, Die Entdeckung des Chaos. © 1990 Carl Hanser Verlag München Wien *(mit freundlicher Genehmigung des Verlages)*
Abb. 30a:	Entnommen aus: Mandelbrot, Benoît, B., Die fraktale Geometrie der Natur. © 1987 Birkhäuser Verlag Basel, S. 65 *(mit freundlicher Genehmigung des Verlages)*
Abb. 30b:	Entnommen aus: Briggs, J./Peat, F. David, Die Entdeckung des Chaos. © 1990 Carl Hanser Verlag München Wien *(mit freundlicher Genehmigung des Verlages)*
Abb. 30c:	Entnommen aus: Mandelbrot, Benoît, B., Die fraktale Geometrie der Natur. © 1987 Birkhäuser Verlag Basel, S. 167 *(mit freundlicher Genehmigung des Verlages)*
Abb. 30d u. e:	Entnommen aus: Mandelbrot, Benoît, B., Die fraktale Geometrie der Natur. © 1987 Birkhäuser Verlag Basel, S. 204 *(mit freundlicher Genehmigung des Verlages)*
Abb. 31:	Entnommen aus: Mandelbrot, Benoît, B., Die fraktale Geometrie der Natur. © 1987 Birkhäuser Verlag Basel, S. 92 *(mit freundlicher Genehmigung des Verlages)*
Abb. 32:	Entnommen aus: Peitgen, H.-O./Richter, P. H., The Beauty of Fractals. Images of Complex Dynamical Systems. © 1986 Springer-Verlag Berlin Heidelberg, S. 9 *(mit freundlicher Genehmigung der Autoren)*
Abb. 36:	*mit freundlicher Genehmigung des Brügemann Institutes*
Abb. 37:	Entnommen aus: Brügemann, Hans (Hrsg.), Bioresonanz- und Multiresonanz-Therapie (BRT). 3., verbesserte Aufl. 1993 Haug Verlag Heidelberg

Literatur

Anschütz, F.: Verzicht auf Diagnose; Medical Tribune 9/36 (1993)
Auerswald, W. und König, G. u. K.: Ist Akupunktur Naturwissenschaft? Verlag Maudrich Wien 1982
Beisch, K.: Akupunktur – Theorie u. Praxis; ML Verlag 1/79
Beisch, K.: Ärztezeitschr. f. Naturheilv.; ML Verlag 9/82
Beisch, K. und Bloess, D.: Ein Wirksamkeitsnachweis hom. Med. am Beispiel der Nosoden; ML Verlag 1979
Beisch, K.: Panta – Zeitschr. f. biometr. Systemdiagnostik; Haug Verlag Heidelberg 1/91
Beisch, K.: Systemdenken in Medizin und Zahnheilkunde; Phillip Journal 12/92 Verlag Neuer Merkur München
Bohm, David und Peat, F. David: Das neue Weltbild; Goldmann Verlag München 1990
Briggs, J. und Peat, F. D.: Die Entdeckung des Chaos; Hanser Verlag 1990
De Broglie, L.: Licht und Materie; H. Goverts Verlag Hamburg 1939
Brügemann, H. (Hrsg.): Bioresonanz- und Multiresonanz-Therapie – Eine Dokumentation zu Theorie und Praxis; Haug Verlag Heidelberg 1990
Buchheit, H. J.: Die Funktion der Milz in der abendländischen und in der chinesischen Medizin; Panta 1/92 u. 2/92 Haug Verlag Heidelberg
Buchheit, H. J.: Die Funktion der Niere in der abendländischen und der chinesischen Medizin; Panta 2/94 Haug Verlag Heidelberg
Capra, Fritjof: Der kosmische Reigen; O. W. Barth Verlag 1982
Capra, Fritjof: Wendezeit; Scherz Verlag 1983
Davies, Paul: Mehrfachwelten – Entdeckungen der Quantenphysik; Eugen Diederichs Verlag 1981
Davies, Paul: Die Urkraft – Auf der Suche nach einer einheitlichen Theorie der Natur; dtv sachbuch 1990
Davies, Paul: Prinzip Chaos; Goldmann Verlag 1993
Dossey, L.: Space, Time and Medicine; Shambhala Publ. Boulder; deutsche Übers.: (Die Medizin von Raum und Zeit) rororo transformation 1987
Dürr, H.-P.: Das Netz des Physikers; Hanser Verlag 1988
Endler, P. C. and Schulte, J. (edit.): Ultra High Dilution – Physiology and Physics, edited by; Kluwer Academic Publishers 1994
Engler, I. (Hrsg.): Wasser; Sommer-Verlag 1989
Flechtner, Hans-Joachim: Grundbegriffe der Kybernetik; dtv Wissenschaft 1984
Foss, L. and Rothenberg, K.: The Second Medical Revolution.
Giger, A.: „Chaos als stabiler Faktor"; in: Bionik; WWF Deutschland, Pro Futura Verlag 1991
Gleick, James: Chaos; Droemer Knaur 1988
Gutmann, V.: Wissenschaftliche Grundlagen des Wassers als Informationsträger in: Engler, I.: Wasser; Sommer Verlag 1989
Hanzl, G. S.: Paradigmawechsel in der Medizin; Ärztezeitschrift für Naturheilverf.; ML Vlg. 11/87
Hanzl, G. S.: Von der morphologischen zur kybernetischen Medizin. Erfahrungsheilkunde 1/89; Haug Verlag Heidelberg
Hanzl, G. S.: Modell der praemorbiden Kompensationsfähigkeit von Regelkreisstörungen im Organismus; Panta – Zeitschr. f. Biometr. Systemdiagnostik; Haug Verlag 1/90
Hanzl, G. S.: „Die Elektromedizinische Systemdiagnostik EAV" in: Ganzheitliche Zahnheilkunde in der Praxis; Spitta Verlag
Heisenberg, W.: Der Teil und das Ganze; Piper 1986
Herbert, Nick: Quantenrealität; Goldmann 1990
Hock, N. und Garner, C.: Chaostheorie und Homöopathie; Panta 5/1 (1994), Haug Verlag Heidelberg

Jantsch, Erich: Die Selbstorganisation des Universums; dtv Wissenschaft 1982 4. Aufl. 1988
Jordan, Pascual: Die Quantenmechanik und die Grundprobleme der Biologie und Psychologie; Die Naturwissenschaften Heft 45/1932
Jordan, Pascual: Die Verstärkertheorie der Organismen; Die Naturwissenschaften 26. Jahrgang Heft 33
Karweina, G.: Der sechste Sinn der Tiere, Stern Verlag 1982
König, Herbert L.: Unsichtbare Umwelt – Der Mensch im Spielfeld der elektromagnetischen Feldkräfte. Eigenverlag München, 5. Auflage 1986
Kuhn, Thomas S.: Die Struktur wissenschaftlicher Revolutionen; Suhrkamp 1976
Lang, W.: Akupunktur und Nervensystem – Eine Studie zur Wirkungsweise der Akupunktur; Haug Verlag Heidelberg 1976
Ludwig, W.: Hufeland-Journal 6/1 (1991) Haug Verlag Heidelberg
Mandelbrot, Benoît, B.: Die fraktale Geometrie der Natur; Birkhäuser Verlag 1991
Maturana, Humberto R. und Varela, Francisco J.: Der Baum der Erkenntnis; Scherz Verlag 1987
Mehlhardt, W.: Elektrophysikalische Grundkenntnisse der Akupunktur; Akupunktur Heft 2/75 ML Verlag Uelzen
Nicolis, G. und Prigogine, I.: Die Erforschung des Komplexen; Piper 1987
Peat, F. David: Synchronizität; Scherz Verlag 1991
Peitgen, H.-O., Richter, P. H.: The Beauty of Fractals; Springer-Verlag 1986
Pietschmann, H.: Das Ende des naturwissenschaftlichen Zeitalters; P. Zsolnay Verlag Wien/ Hamburg 1980
Pischinger, A.: Das System der Grundregulation; Haug Verlag Heidelberg 6. Aufl. 1988
Popp, F. A.: Neue Horizonte in der Medizin, Haug Verlag Heidelberg 1983
Popp, F. A.: Zur Situation der Akupunktur, in: Allgemeine und spezielle Akupunktur; Mediscript Verlag München 1983
Popp, F. A.: Dtsch. Zeitschr. f. Akupunktur 2/1978 und 5/1979
Popper, Karl R.: The Logic of Scientific Discovery, dt. Übersetzung: Logik der Forschung; Mohr Tübingen 1971
Prigogine, Ilya und Stengers, Isabelle: Dialog mit der Natur; Piper 1986
Prigogine, I.: Zeit, Entropie und der Evolutionsbegriff in der Physik, Mannheimer Forum 1980/81 Boehringer Mannheim
Rossmann, H.: Statistische Auswertung von EAV-Messungen; Biolog. Medizin 4/1985
Rossmann, H.: Kompendium der Elektroakupunktur nach Voll; Haug Verlag Heidelberg 1994
Ruf, I.: Atlas der Elektroakupunktur nach Voll; ML Verlag 1986
Schmidt-Koenig, K.: Mannheimer Forum 1977/78, Boehringer Mannheim
Schuldt, H.: Kraftfeldverdichtungen in biologischen Systemen; Akupunktur 4/1975 ML Verlag
Sheldrake, Rupert: Das Gedächtnis der Natur; Scherz Verlag Bern, München, Wien 1990
Sheldrake, Rupert: Die Wiedergeburt der Natur; Scherz 1991
Skrabanek, P. und McCormick, J.: Torheiten und Trugschlüsse in der Medizin, Verlag Kirchheim, Mainz 1991
Talbot, Michael: Das holographische Universum; Droemer Knaur 1992
Vester, Frederic: Neuland des Denkens; dtv 1984
Weizsäcker, Carl Friedrich v.: Aufbau der Physik; dtv 1988
Wilber, Ken (Hrsg.): Das holographische Weltbild; Scherz 1986